Punit Patel
Shivayogi Hugar

O papel do verniz na prevenção da cárie dentária

AF293235

Punit Patel
Shivayogi Hugar

O papel do verniz na prevenção da cárie dentária

Imprint

Any brand names and product names mentioned in this book are subject to trademark, brand or patent protection and are trademarks or registered trademarks of their respective holders. The use of brand names, product names, common names, trade names, product descriptions etc. even without a particular marking in this work is in no way to be construed to mean that such names may be regarded as unrestricted in respect of trademark and brand protection legislation and could thus be used by anyone.

Cover image: www.ingimage.com

This book is a translation from the original published under ISBN 978-620-2-30369-9.

Publisher:
Sciencia Scripts
is a trademark of
Dodo Books Indian Ocean Ltd. and OmniScriptum S.R.L publishing group

120 High Road, East Finchley, London, N2 9ED, United Kingdom
Str. Armeneasca 28/1, office 1, Chisinau MD-2012, Republic of Moldova, Europe
Printed at: see last page
ISBN: 978-620-7-62556-7

CAPÍTULO 1 INTRODUÇÃO

Aquele que cura uma doença pode ser o mais hábil, mas aquele que a previne é o médico mais seguro.

-Thomas Fuller

A cavidade oral é o espelho de todo o corpo e, por conseguinte, a saúde oral é parte integrante da saúde geral. A cárie dentária é uma doença complexa que afecta uma grande parte da população mundial, independentemente da idade, do sexo e da etnia. A prevalência da cárie dentária nos países em desenvolvimento, como a Índia, está a aumentar a um ritmo alarmante - em contraste com os países industrializados, onde diminuiu devido a uma série de medidas preventivas a nível comunitário e individual. Na Índia, ainda não existem programas financiados pelo governo ou pelo Centro para a prevenção de doenças dentárias.[1] Nos países industrializados, estão a ser feitas tentativas bem sucedidas para combater a elevada incidência de cáries dentárias, mas nos países em desenvolvimento, o aumento da incidência de cáries dentárias continua a ser um grande fardo. Como sabemos que o tratamento dentário é uma perspetiva distante para as pessoas pertencentes a grupos socioeconómicos baixos, o diagnóstico precoce e a prevenção da doença desempenham um papel muito importante.

A cárie dentária é uma doença multifatorial. Vários factores do hospedeiro, patogénicos e ambientais desempenham um papel importante no desenvolvimento da cárie dentária. Recentemente, várias estratégias para combater a cárie dentária centraram-se na interrupção da interação entre todos os factores de risco que se pensa desempenharem um papel importante na cárie dentária.

Uma lesão de mancha branca é um sinal de descalcificação ou desmineralização do esmalte que aparece como uma mancha branca na superfície do dente, o que dá origem ao seu nome. Representa a fase inicial da cárie precoce do esmalte.[2] Estas lesões ocorrem devido a um desequilíbrio entre
o processo de desmineralização e remineralização que conduz à desmineralização superficial ou subsuperficial. A melhor estratégia para a prevenção é concentrar-se em métodos para melhorar o processo de remineralização utilizando produtos de remineralização. Devem ser utilizados os vários agentes remineralizadores, como o fluoreto, o fosfopeptídeo de cálcio fosfato de cálcio amorfo (CPP-ACP), o fosfosilicato de cálcio e sódio.

Outros métodos de prevenção da cárie incluem uma dieta modificada, uma higiene oral adequada, agentes antimicrobianos, selagem de fossas e fissuras e a utilização de vernizes. Todas estas medidas visam, direta ou indiretamente, a microflora oral. As medidas directas de luta contra a cárie dentária incluem a utilização de agentes antimicrobianos para suprimir o crescimento dos microrganismos responsáveis pela cárie dentária. Pensa-se que um grupo de microrganismos desempenha um papel importante na cárie dentária. Entre todas as espécies, o *Streptococcus mutans demonstrou ser o* organismo predominante responsável pela cárie dentária.[3] *O S. mutans encontra-se* principalmente em áreas retentivas, tais como lesões cariosas e fossas e fissuras dos dentes. Estudos longitudinais demonstraram uma correlação significativa entre o aumento dos níveis de *S. mutans* na saliva e na placa dentária e a ocorrência de cáries dentárias.[3,4]

A redução do seu conteúdo na cavidade oral é uma razão adicional para a prevenção da cárie. Vários agentes antimicrobianos com diferentes graus de eficácia têm sido utilizados na cavidade oral. Estas substâncias químicas antimicrobianas são capazes de inibir a adesão bacteriana, a colonização e a atividade metabólica, prejudicando assim o crescimento bacteriano. Para além da propriedade antimicrobiana, devem também apresentar determinados factores de segurança, tais como a não interferência com outros processos biológicos, a inocuidade para a mucosa e uma toxicidade muito baixa.[5] Existem muitos estudos clínicos em que os vernizes foram utilizados eficazmente para prevenir as cáries.[6,7]

Os vernizes aderem à superfície do dente durante um período de tempo mais longo e evitam a perda imediata de flúor após a aplicação, pelo que actuam como reservatórios de flúor de libertação lenta.[8] Embora se tenha verificado que o flúor é um dos meios mais eficazes para prevenir a cárie dentária, o seu efeito antimicrobiano é limitado. Outra desvantagem é o facto de não ser aconselhável em doentes com fluorose e em doentes com doença renal.[9]

Os veículos de libertação prolongada, como os vernizes, podem ter um efeito profilático a longo prazo. A eficácia do ingrediente ativo depende do grau e da velocidade da sua libertação do material de transporte.[10] O próximo agente antimicrobiano mais eficaz é a clorexidina, que foi introduzida há 20 anos por Loe et al.[11] A clorexidina tem um efeito anti-cárie e é mais eficaz contra microrganismos gram-positivos do que gram-negativos.[12]

A clorexidina é um dos agentes antibacterianos e anti-sépticos de largo espetro mais utilizados em medicina dentária. Infelizmente, existem alguns efeitos secundários da clorexidina que limitam a sua utilização generalizada pelos pacientes, tais como a descoloração castanha dos dentes, o sabor amargo, o embotamento do sentido do paladar e a descamação epitelial.[12]

Foi introduzido o novo conceito de medicina dentária minimamente invasiva, que tem como objetivo prevenir a doença, parando a progressão da cárie.[13] O conceito mais antigo baseia-se na remoção de toda a cárie com posterior restauração (broca e preenchimento), enquanto o novo conceito (selar e cicatrizar) tem como objetivo a preservação máxima da lesão parada, que tem a capacidade de remineralizar e, assim, preservar o máximo de estrutura dentária possível.

Um novo material para a prevenção da cárie dentária O fosfopeptídeo de caseína fosfato de cálcio amorfo (CPP-ACP) é um produto lácteo que promove a remineralização e previne a cárie dentária. O CPP-ACP é considerado um reservatório de fosfato de cálcio que amortece as actividades dos iões de cálcio e fosfato livres, ajudando a manter um estado de supersaturação que inibe a desmineralização e promove a remineralização.[14] O fosfopeptídeo de caseína pode fornecer fosfato de cálcio amorfo e também apoiar a ligação do ACP ao esmalte dentário. Vários estudos in vivo demonstraram o papel do CPP-ACP na reversão de lesões precoces de manchas brancas.[15]

Recentemente, foi introduzido um verniz MI que combina as propriedades do flúor com as propriedades remineralizantes do fosfopeptídeo de caseína - fosfato de cálcio amorfo (CPP-ACP).

No entanto, a utilização destes agentes e o seu efeito sobre *S. mutans* necessita de mais investigação. Este estudo foi realizado porque não existe literatura na Índia que compare e avalie o verniz MI (fluoreto com CPP-ACP) com outros agentes tópicos para a prevenção de cáries.

<u>FINALIDADE E OBJECTIVOS</u>

AIM

Comparação do efeito do verniz fluoretado, do verniz de clorexidina e do verniz fluoretado contendo fosfopeptídeo de cesina - fosfato de cálcio amorfo (CPP-ACP) no número de *Streptococcus mutans* na saliva de crianças com dentição mista durante um

período de 6 meses.
OBJECTIVOS

1. Avaliação do efeito do verniz fluoretado no número de *Streptococcus mutans* na saliva de crianças com dentição mista.
2. Avaliação do efeito do verniz de clorexidina no número de *Streptococcus mutans* na saliva de crianças com dentição mista.
3. Avaliação do efeito de um verniz fluoretado contendo fosfopeptídeo de cesina - fosfato de cálcio amorfo (CPP-ACP) no número de *Streptococcus mutans* na saliva de crianças com dentição mista.
4. Avaliação e comparação do efeito do verniz fluoretado, do verniz de clorexidina e do verniz fluoretado contendo fosfopeptídeo de cesina - fosfato de cálcio amorfo (CPP-ACP) no número de *Streptococcus mutans* na saliva de crianças com dentição mista.

<u>HIPÓTESE DE INVESTIGAÇÃO</u>

HIPÓTESE ZERO: Não há diferença estatisticamente significativa no número de *Streptococcus mutans* na saliva quando se usa verniz fluoretado, verniz de clorexidina e verniz fluoretado contendo fosfopeptídeo de caseína - fosfato de cálcio amorfo (CPP-ACP).

HIPÓTESE ALTERNATIVA: Existe uma diferença estatisticamente significativa no número de *Streptococcus mutans* na saliva quando se utiliza verniz fluoretado, verniz de clorexidina e verniz fluoretado contendo fosfopeptídeo de caseína - fosfato de cálcio amorfo (CPP-ACP).

Literatura relativa ao verniz de clorexidina: -

Num estudo, foram investigados e comparados os efeitos da clorexidina sobre o nível de *estreptococos mutans* (EM) na placa interdentária e na saliva total. Oitenta e oito crianças em idade escolar foram examinadas e divididas aleatoriamente em dois grupos. Os indivíduos foram tratados com um verniz de clorexidina a 1%, quer intensivamente (IM) com três aplicações no espaço de duas semanas, quer mensalmente (MM) durante um período de três meses. O verniz foi aplicado interdentalmente com fio dentário. Foram efectuados exames de seguimento após 1, 3 e 6 meses. Ambos os grupos mostraram uma redução estatisticamente significativa da MS interdentária após 1 mês em comparação com a linha de base. O crescimento de estreptococos mutans eliminados ocorreu mais frequentemente após IM do que após MM. O crescimento de *estreptococos mutans* também foi reduzido após 3 meses, mas mais no grupo IM. Após 6 meses, não foi observada qualquer redução em nenhum dos grupos. Assim, a aplicação intensiva de verniz de clorexidina a 1% foi eficaz na redução da contagem de estreptococos mutans.[16]

Foi efectuado um estudo para investigar o efeito do tratamento com verniz de clorexidina no nível de estreptococos mutans na saliva de crianças submetidas a tratamento ortodôntico. Vinte e seis crianças com idades entre os 10 e os 17 anos foram seleccionadas e divididas aleatoriamente em 2 grupos. Os indivíduos do grupo A receberam um verniz de clorexidina a 20%, enquanto o grupo B recebeu um verniz de clorexidina a 10%. No início, foram recolhidas amostras de saliva. Após a aplicação do verniz, foram colhidas amostras de saliva em intervalos mensais durante 7 meses. Os aparelhos ortodônticos fixos foram colocados no prazo de um mês após a última aplicação do verniz. Ambos os grupos mostraram uma redução significativa na A eficácia entre as formulações de verniz contendo 10% e 20% de acetato de clorexidina em cada intervalo. Assim, o estudo mostra que a terapia com verniz de clorexidina foi aceitável e eficaz na supressão dos *níveis de estreptococos mutans* orais em ambas as concentrações.[17]

Foi efectuado um ensaio clínico com um verniz antimicrobiano para determinar a eficácia sobre os *estreptococos mutans*. Um tratamento abreviado com um verniz contendo clorexidina foi comparado com um tratamento semelhante com um verniz placebo e com a profilaxia isolada em termos dos seus efeitos sobre o número de *estreptococos mutans* detectáveis na saliva de cinquenta e um adultos. Os autores demonstraram que o verniz de clorexidina era mais eficaz na supressão da colonização oral de *estreptococos mutans do* que outros antimicrobianos. Verificaram igualmente um aumento da contagem de *S.* Sanguis e uma diminuição da contagem de leveduras após a aplicação do verniz de clorexidina.[18]

A eficácia do verniz de clorhexidina na prevenção de cáries nos primeiros molares permanentes foi investigada num estudo. Dois grupos de crianças de 6-7 anos de idade foram observados durante um período de 24 meses. Um grupo de oitenta e seis crianças foi tratado com verniz de clorexidina-timol e o outro grupo de noventa e cinco crianças foi o grupo de controlo. O verniz foi reaplicado a cada 3 meses e o aumento da cárie foi comparado após 24 meses. Os resultados mostraram uma redução estatisticamente significativa das pontuações de superfície cariada e preenchida no grupo de teste, indicando que o verniz de clorexidina-timol era eficaz na prevenção de cáries.[19]

Num estudo, foi investigado e comparado o efeito do verniz de clorexidina e do verniz de flúor no número de *Streptococcus mutans na* placa bacteriana. Cinquenta indivíduos foram divididos aleatoriamente em dois grupos: o grupo Duraphat e o grupo Cervitec. Foram recolhidas amostras da placa bacteriana no início. O verniz foi aplicado na fossa e na fissura da superfície oclusal do primeiro molar permanente de cada grupo. As amostras de placa foram então recolhidas após 1 e 3 meses. [strd]Foi observada uma redução estatisticamente significativa na contagem de *S.* mutans no grupo Cervitec em comparação com o grupo Duraphat no final de 1 e 3 meses.[20]

Foi efectuado um estudo para investigar o efeito de um verniz de clorexidina na incidência de cáries oclusais quando aplicado nas fissuras de molares permanentes em erupção e recém-erupcionados durante 6 meses. Trezentos e dezasseis indivíduos foram seleccionados e distribuídos aleatoriamente pelo grupo da clorexidina a 40% e pelo grupo do placebo. No início do estudo, foram registadas amostras de saliva e a pontuação DMFS. O verniz foi aplicado de 6 em 6 meses durante um período máximo de 3 anos. Não foi encontrado nenhum resultado estatisticamente significativo entre os dois grupos. Após estratificação em grupos com baixo e alto risco de cárie, foi observado um efeito estatisticamente significativo de redução da cárie oclusal nos primeiros molares permanentes no grupo com alta atividade de cárie (> 106 *estreptococos mutans* por ml de saliva).[21]

Foi efectuado um estudo para avaliar os efeitos de um verniz contendo 0 %, 10 %, 20 % e 40 % de diacetato de clorexidina na microflora da placa bacteriana de fissuras humanas. Foram seleccionados dez voluntários e foram colhidas amostras de placa bacteriana e de saliva no início do estudo. As fissuras dos sujeitos foram divididas aleatoriamente nos quatro grupos com diferentes concentrações e o verniz foi aplicado em conformidade. Foram recolhidas amostras de saliva e placa bacteriana após 1, 2, 3, 4, 5, 6, 8, 10, 12, 14, 18 e 22 semanas. Os resultados mostraram que todos os vernizes contendo clorexidina suprimiram seletivamente o número de *S. mutans*, mas não tiveram qualquer efeito nas espécies de Actinomyces, sendo a maior supressão observada numa concentração de 40%. Assim, o estudo concluiu que uma concentração elevada de verniz de clorexidina suprime com sucesso a *contagem de S. mutans* nas fissuras dentárias.[22]

Num estudo, foi investigado o efeito de um verniz de clorexidina a 40% no número de *estreptococos mutans* nas fossas e fissuras dos primeiros molares permanentes. Quatrocentas e sessenta e uma crianças foram seleccionadas aleatoriamente e divididas em três grupos. Foram recolhidas amostras de placa bacteriana no início do estudo e após 6, 9, 12 e 24 meses. Concluiu-se que a aplicação semestral de EC40 nas fossas e fissuras dos primeiros molares permanentes reduziu significativamente o número de *estreptococos mutans durante um* período de 6 meses.[23]

O efeito inibidor da placa bacteriana de dois vernizes de clorexidina no esmalte dentário saudável foi investigado num estudo de curto prazo. Dezasseis voluntários saudáveis foram divididos aleatoriamente em quatro grupos: Bochechos de clorexidina, verniz Cervitec, verniz EC40 e nenhuma terapia. A pontuação da placa inicial foi registada e a pontuação da placa foi avaliada após 3 dias. Verificou-se que o enxaguatório bucal obteve melhores resultados em comparação com os outros grupos e o verniz EC40 mostrou melhores propriedades anti-placa em comparação com o grupo Cervitec.[24]

Foi efectuado um estudo para investigar a ocorrência e o desenvolvimento de cáries interdentárias associadas à supressão de *estreptococos mutans* (MS) após tratamento com verniz de clorexidina-timol em crianças. Foram seleccionados cento e dez indivíduos do grupo etário dos 8-10 anos. O verniz Cervitec foi aplicado três vezes ao longo de 2 semanas e os níveis de placa salivar foram registados no início e após 1, 3, 6 e 12 meses. O verniz Cervitec suprimiu a contagem de MS, resultando numa menor incidência e taxa de progressão de cáries interdentárias.[25]

Um estudo investigou o efeito de quatro vernizes dentários diferentes na colonização de *Streptococcus mutans* e *lactobacilos* em superfícies radiculares sónicas expostas. Sessenta e cinco indivíduos foram distribuídos aleatoriamente por um dos quatro grupos para tratamento com Cervitec, Thymol, Fluorprotector ou Duraphat. Os vernizes foram aplicados em três superfícies radiculares vestibulares de cada paciente no início e após uma semana. A placa dentária foi analisada após 1 semana, 1 mês e 6 meses. O Cervitec resultou numa redução significativa do número de *S. mutans* após 1 semana e 1 mês, em comparação com a linha de base. Não *foram observadas* diferenças estatisticamente significativas ao longo do tempo para *S. mutans* e *Lactobacillus* ou *estreptococos* totais após o tratamento com o verniz Thymol.[26]

Uma revisão da literatura sobre vernizes de clorexidina mostrou que os vernizes de clorexidina reduzem mais eficazmente *os estreptococos mutans*, seguidos dos géis e dos elixires bucais. A frequência de aplicação do verniz de clorexidina desempenha um papel importante na eficácia anticárie. Foi observado que o verniz de clorexidina tem um efeito inibidor de cáries moderado quando aplicado a cada 3-4 meses e que o seu efeito inibidor de cáries diminui aproximadamente 2 anos após a última aplicação.[27]

Numa revisão da literatura sobre o verniz de clorexidina, verificou-se que a clorexidina é retida na superfície oral por ligação eletrostática reversível às glicoproteínas. A clorexidina apresenta propriedades bactericidas e bacteriostáticas quando utilizada em concentrações elevadas e baixas, respetivamente. As moléculas de clorexidina penetram na parede celular bacteriana e levam à precipitação do citoplasma, o que demonstra a propriedade bactericida, enquanto a perturbação do transporte membranar através da ligação das moléculas de clorexidina à parede celular demonstra a propriedade bacteriostática. Os vernizes de libertação lenta ou controlada mostraram uma melhor atividade antimicrobiana em comparação com outros vernizes. Quando o verniz foi aplicado semanalmente durante um período de quatro semanas, observou-se uma redução de 99,9% dos *estreptococos mutans* na saliva.[28]

Literatura relativa ao verniz fluoretado: -

Um estudo investigou a incidência de cáries associadas a *estreptococos mutans salivares* e o uso de vernizes fluoretados em crianças com idades entre os 4 e os 5 anos de áreas com níveis baixos e óptimos de fluoreto. Os sujeitos foram divididos em três grupos. Grupo A: Área com baixo teor de flúor e aplicação semestral de verniz fluoretado; Grupo B: Área com baixo teor de flúor e nenhuma aplicação de flúor; Grupo C: Flúor ótimo e tratamento com verniz fluoretado. Os indivíduos foram examinados clinicamente no início e no final dos 2 anos. Os resultados foram estatisticamente significativos entre o grupo B e os grupos A e C. Este estudo confirma assim a estreita correlação entre os *estreptococos mutans* na saliva e a ocorrência de cáries em crianças em idade pré-escolar e indica um efeito redutor de cáries da aplicação tópica de verniz de silano fluoretado.[29]

Foi efectuado um estudo para investigar o efeito do verniz fluoretado no número de *S. mutans* em amostras de placa bacteriana de crianças sem cáries. Os indivíduos foram divididos em dois grupos: o grupo de estudo e o grupo de controlo. As amostras iniciais de placa bacteriana foram recolhidas usando o kit Dentocult SM. Foi efectuada uma aplicação de flúor no grupo de estudo e as amostras foram novamente recolhidas após 24 horas. O resultado mostrou que o grupo de estudo teve uma redução estatisticamente significativa no número de *S.* mutans na placa bacteriana em comparação com o grupo de controlo.[30]

Num estudo, foi investigada a eficácia dos elixires bucais contendo fluoreto de sódio (0,05%), clorexidina (0,12%) e triclosan (0,3%) na redução do número de *estreptococos mutans* na saliva de sessenta crianças com idades compreendidas entre os 12 e os 14 anos. Estas crianças foram divididas em três grupos de teste e um grupo de controlo. Receberam instruções para enxaguar duas vezes por dia durante um minuto com uma dose de elixir bucal totalmente rotulada. Foram colhidas amostras de saliva na fase inicial e após 2 semanas, que foram cultivadas num meio de ágar MSB. Este estudo demonstrou que os elixires bucais com clorexidina foram mais eficazes do que outros elixires bucais na redução da contagem de estreptococos mutans na saliva.[5]

A adesão de *Streptococcus mutans* a vernizes fluoretados e a subsequente alteração na acumulação de biofilme e na acidogenicidade foram investigadas num estudo. Foram seleccionados quatro vernizes de flúor: Fluor Protetor, Bifluoride 12, Cavity Shield e FlorOpal Varnish. Estes foram aplicados topicamente em discos de hidroxiapatite e depois transferidos para um caldo contendo *S.* mutans e incubados durante 94 horas. Os resultados mostraram que os diferentes vernizes fluoretados prejudicaram a adesão do *S.* mutans e que o efeito diminuiu com o aumento da idade do biofilme.[31]

A eficácia do verniz fluoretado na prevenção de cáries na primeira infância foi investigada num estudo. Foram seleccionadas trezentas e setenta e seis crianças sem cáries. Foram divididas em três grupos: aconselhamento parental mais verniz fluoretado duas vezes por ano com 4 aplicações pretendidas, aconselhamento parental mais aplicação de verniz fluoretado uma vez por ano com 2 aplicações pretendidas, aconselhamento apenas sem verniz fluoretado. Os resultados entre os grupos foram estatisticamente significativos e concluiu-se que o verniz de flúor combinado com o aconselhamento dos cuidadores foi eficaz na redução da incidência de cáries na primeira infância.[32]

Foi realizado um estudo para determinar se os bochechos com flúor a longo prazo afectam os níveis salivares de *estreptococos mutans* e *lactobacilos*. Foram seleccionadas quatrocentas e catorze crianças em idade escolar, que foram divididas em dois grupos: duzentas e quarenta e três crianças receberam bochechos com flúor durante cinco anos e cento e setenta e uma crianças não receberam bochechos. Os níveis de *S.* mutans e *lactobacilos* foram medidos utilizando Dentocult SM Strip mutans e Dentocult LB Dip Slide, respetivamente. Os resultados mostraram que o uso prolongado de colutórios com flúor reduziu o número de S. mutans, mas não *teve* qualquer efeito na *contagem de lactobacilos.*[33]

O efeito de dois vernizes de flúor e de um verniz de flúor/clorexidina na formação de biofilme de *Streptococcus mutans* e *Streptococcus sobrinus* foi investigado e comparado num estudo. Foram preparados discos de acrílico padrão e divididos em quatro grupos: Fluoroprotector, Bifluoreto 12 e Fluoroprotector + Cervitec (1:1), controlo. Os biofilmes de *S.* mutans e *S.* sobrinus formaram-se nos grupos de estudo ao longo de 24 horas, 48 horas e 5 dias. Foram analisadas as concentrações de flúor no biofilme monoespécie e o número de bactérias viáveis de *S.* mutans e *S.* sobrinus. O resultado mostrou um aumento estatisticamente significativo na contagem viável de *S.* mutans e S. *sobrinus entre* 24 horas e 5 dias, o que permite concluir que o Fluor Protetor + Cervitec tem um elevado efeito antibacteriano em comparação com os outros vernizes.[34]

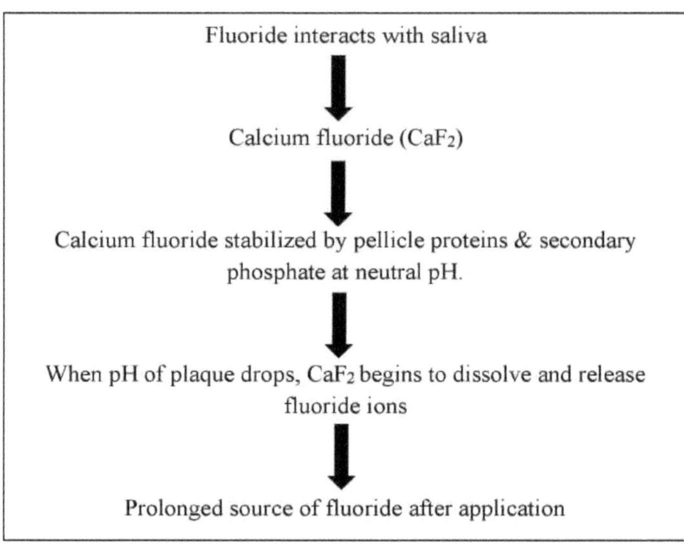

Verificou-se também que a eficácia do verniz aumenta quando é aplicado com maior frequência e que precisa de ser reaplicado regularmente, uma vez que o seu efeito diminui gradualmente quando as aplicações são interrompidas. Foi observada uma diminuição estatisticamente significativa da pontuação DMFS quando foi efectuado um tratamento mais intensivo de quatro aplicações por ano.[36]

Literatura relativa ao verniz MI (fluoreto com CPP-ACP):-

A eficácia de um verniz contendo CPP-ACP para a prevenção de lesões de cárie à volta de brackets ortodônticos foi investigada num estudo. Cento e vinte incisivos bovinos foram divididos em oito grupos. Os brackets foram colados numa superfície e a outra superfície foi revestida com verniz de unhas. Foram aplicados dois vernizes - verniz MI e verniz Duraphat - à volta dos brackets em cada grupo. As amostras foram depois colocadas numa solução desmineralizante durante 22 horas e depois numa solução remineralizante durante 2 horas. Os resultados entre os diferentes grupos foram estatisticamente significativos e concluiu-se que um verniz contendo CPP-ACP pode reduzir a desmineralização do esmalte e é mais eficaz na prevenção de lesões de manchas brancas do que um verniz convencional.[37]

Foi efectuado um estudo in vitro para investigar o efeito do CPP-ACP na remineralização de uma lesão artificial semelhante à cárie. Os terceiros molares permanentes extraídos foram colocados numa solução desmineralizante durante 96 horas para criar uma lesão artificial semelhante à cárie. As amostras foram cortadas e divididas em cinco grupos. Grupo A: pasta dentífrica fluoretada, Grupo B: pasta dentífrica não fluoretada, Grupo C: pasta dentífrica CPP-ACP, Grupo D: revestimento tópico de CPP-ACP, Grupo E: revestimento tópico após tratamento com pasta dentífrica fluoretada. O resultado mostrou um resultado estatisticamente significativo, com o grupo E a ter o maior potencial de remineralização. Concluiu-se que a espuma dentária contendo CPP-ACP remineraliza a lesão inicial e tem um maior potencial de remineralização quando aplicada como revestimento tópico após a utilização de pasta dentífrica fluoretada.[38]

Foi efectuado um estudo para comparar o aspeto morfológico e a composição molecular dos tegumentos intra-orais formados in situ sobre cristais de germânio (Ge) na presença ou ausência de creme CPP-ACP. Seis indivíduos participaram no estudo e foi fabricado um aparelho ortodôntico amovível com uma contenção personalizada com cristais de germânio. A contenção foi colocada por via oral durante 30 minutos, 8 horas, 24 horas e 1 semana. A superfície de amostra livre de outra série de cristais de Ge foi tratada com o agente CPP-ACP e colocada intra-oralmente durante o mesmo período de tempo. Os cristais foram depois analisados por microscopia de luz reflectida, espetroscopia de infravermelhos com transformada de Fourier de reflexão interna múltipla (MIR-FTIR), microscopia eletrónica de varrimento e espetrometria de raios X por dispersão de energia. Os resultados mostraram que a presença de CPP-ACP atrasa a formação de biofilme e promove a nucleação e cristalização de fosfatos de cálcio.[39]

O efeito do complexo CPP-ACP na desmineralização de dentina saudável e no potencial de remineralização de lesões artificiais semelhantes a cáries em superfícies de dentina foi investigado num estudo. Quarenta amostras de dentina foram preparadas e categorizadas em quatro grupos A, B, C e D. A espuma dentária foi aplicada na superfície do grupo A, enquanto que nenhum agente foi aplicado no grupo B. Todas as amostras foram imersas numa solução desmineralizante durante 7 dias. Posteriormente, foi aplicada espuma dentária nas amostras do grupo C, enquanto que nas amostras do grupo D não foi aplicado qualquer agente, e estas foram imersas em saliva artificial durante 7 dias. As amostras foram testadas quanto à remineralização. O resultado indica que o CPP-ACP reduz a desmineralização e promove a remineralização das superfícies dentinárias.[40]

Foi realizado um estudo para investigar a eficácia do CPP-ACP e do CPP-ACP com flúor na remineralização do esmalte. Noventa pré-molares superiores foram seleccionados e divididos em três grupos: Grupo A: saliva artificial, Grupo B: CPP-ACP, Grupo C: CPP-ACP com flúor. As amostras foram examinadas com o DIAGNOdent no início e após a desmineralização e remineralização. O estudo concluiu que o CPP-ACP com flúor tem um maior potencial de remineralização em comparação com o grupo CPP-ACP.[41]

Foi realizada uma investigação para comparar e avaliar o potencial inibidor da desmineralização do verniz fluoretado, do CPP-ACP e do CPP-ACP com flúor. Dez pré-molares saudáveis foram seccionados nas direcções mesio-distal e buco-lingual. As secções foram divididas em quatro grupos de tratamento diferentes, constituídos por verniz fluoretado, CPP-
ACP, verniz fluoretado seguido de CPP-ACP e controlo. As amostras de esmalte preparadas foram então suspensas numa solução artificial de cárie durante 10 dias e subsequentemente examinadas quanto à extensão do efeito inibidor da desmineralização. O resultado mostrou que a profundidade da lesão foi menor no grupo CPP-ACP com flúor. Concluiu-se que o potencial inibidor da desmineralização da adição de flúor e CPP-ACP foi superior ao do verniz de flúor ou do CPP-ACP isoladamente.[42]

Num estudo, foi investigado o efeito do caseinoglicomacropeptídeo (CGMP) e do caseinofosfopeptídeo (CPP) na película salivar sobre a adesão de *estreptococos mutans*. Um disco de esmalte (0,5 mm) foi preparado a partir de dentes de bovino e imerso em saliva inteira, não estimulada. A película resultante foi lavada e incubada com (CGMP) e (CPP) marcadas com partículas de ouro de 17 e 12 nm. O disco foi então imerso numa suspensão de *S. mutans* ou *S. sobrinus* e mantido durante a noite. O resultado mostra que a absorção de CGMP e CPP nas películas salivares reduz significativamente a aderência de *S. sobrinus* e *S. mutans*.[43]

O efeito do fosfopeptídeo de caseína anticariogénico na difusão de cálcio na placa dentária do modelo estreptocócico foi investigado num estudo. °A estirpe *Streptococcus mutans* R9 foi inoculada em caldo Todd-Hewit, que foi depois centrifugado a 4 C, e os sedimentos foram reunidos. 250 mg destes sedimentos foram transferidos para um tubo Eppendorf, ao qual foi adicionado 0,1-1% em peso de CPP-ACP e analisado. O resultado indica que 0,1 % de CPP-ACP reduz o coeficiente de difusão do cálcio em cerca de 65 % a pH 7 e 35 % a pH 5. O estudo concluiu que o CPP-ACP tem propriedades anti-cariogénicas no modelo da placa dentária.[44]

Numa revisão da literatura sobre os fosfopeptídeos de caseína e o fosfato de cálcio amorfo (CPP-ACP), verificou-se que os fosfopeptídeos de caseína promovem a remineralização do esmalte dentário e combatem assim o desenvolvimento de cáries. O CPP-ACP actua nos dentes a vários níveis. No esmalte e na dentina, onde ocorre a ligação do ACP à hidroxiapatite; na placa bacteriana, onde o CPP-ACP se difunde na placa bacteriana e tem uma capacidade tampão que contraria o valor do pH causado pelas bactérias formadoras de ácido. Os CPP têm uma constante de dissociação relativamente baixa para o fosfato de cálcio, o que é responsável pelo aumento da biodisponibilidade do cálcio e do fosfato. O CPP-ACP demonstrou a capacidade de remineralizar o interior da lesão, enquanto os produtos fluoretados apenas remineralizam a superfície da lesão. Foi estabelecido um efeito sinérgico do CPP-ACP com o flúor e esta tecnologia deve ser utilizada para reforçar o efeito do flúor no tratamento da cárie, tendo em conta as possíveis interacções com o flúor para manter o efeito. O CPP-ACP em combinação com o flúor tem o potencial de contribuir para a prevenção da fluorose em bebés, ao mesmo tempo que combate o desenvolvimento da cárie dentária.[45]

Uma revisão demonstrou que os complexos de fosfopeptídeos de caseína de fosfato de cálcio amorfo (CPP-ACP) têm um efeito anti-cariogénico em animais de laboratório e em modelos humanos de cárie in situ. Os fosfopeptídeos de caseína (CPP) são produzidos a partir de uma digestão tríptica da caseína da proteína do leite por agregação com fosfato de cálcio e purificação por ultrafiltração. Os CPP têm a capacidade notável de estabilizar o fosfato de cálcio em solução e de aumentar significativamente o teor de fosfato de cálcio da placa dentária. Devido aos seus numerosos resíduos de fosfoserilo, os CPP formam aglomerados de fosfato de cálcio amorfo (ACP) em solução metaestável e impedem o seu crescimento até à dimensão crítica necessária para a nucleação e precipitação.
O mecanismo proposto para a anti-cariogenicidade do CPP-ACP é que eles localizam o ACP na placa dentária, o que amortece as actividades dos iões de cálcio e fosfato livres, ajudando a manter um estado de supersaturação em relação ao esmalte que suprime a desmineralização e promove a remineralização. O CPP-ACP, ao contrário do flúor, pode ser adicionado a alimentos açucarados e, por conseguinte, tem potencial comercial como aditivo para alimentos, bem como para pastas de dentes e elixires bucais para controlar a placa dentária.
Cáries.[46]

CAPÍTULO 3 MATERIAIS E MÉTODOS

O objetivo do presente estudo in vivo foi investigar a eficácia do verniz de flúor, do verniz de clorexidina e do verniz MI (flúor com CPP-ACP) no número de *Streptococcus mutans* na saliva de crianças com dentição mista na cidade de Belagavi.

O estudo foi efectuado no Departamento de Dentisteria Pediátrica e Dentisteria Preventiva com o apoio do Departamento de Patologia Oral e Microbiologia, Instituto VK de Ciências Dentárias, Universidade KLE, Belagavi. A autorização ética para o estudo foi obtida do comité de revisão institucional da universidade. **(Apêndice I)**

Para o estudo, foram utilizados os seguintes materiais e equipamentos: [Figura 1, 2]

1. Cadeira de dentista com iluminação
2. Pratos para os rins
3. Proteção bucal descartável (Ramson's Care Plus, Ramson Health Care, Bangalore)
4. Touca descartável para a cabeça (Ramson's Care Plus, Ramson Health Care, Bangalore)
5. Luvas descartáveis (Rakshak, Ramya Impex Pvt. Ltd., Mumbai)
6. Espelho bucal
7. Sonda reta
8. Rolos de algodão (Prabhat Surgical Cotton Pvt. Ltd., Tumkur, Karnataka, Índia)
9. Seringas descartáveis de 2 ml (Unolok Hindustan Syringes & Medical Devices Ltd., Faridabad, Índia)
10. Pasta de dentes fluoretada (Colgate Anticavity Toothpaste, Colgate Palmolive, Índia)
11. Escalador
12. Ventosas
13. Verniz fluoretado Bifluorid 12 (VOCO GmbH, Alemanha)
14. Verniz Cervitec Plus (Ivoclair Vivadent, Liechtenstein)
15. Laca MI (GC Corporation, Japão)
16. Conselhos para os aplicadores

O seguinte arsenal microbiológico foi utilizado no estudo: [Figura N.º 3]

1. Meio Mitis Salivarius Agar (MSA) com bacitracina e telurito (Himedia Laboratories, Mumbai)
2. Solução tampão: tampão fosfato 0,5M (pH 7)
3. Meio de transporte: Fluido de transporte reduzido (RTF)
4. Sorbitol em pó
5. Petridish
6. Corantes gregos: violeta de genciana, iodo, álcool, safranina
7. Recipiente anaeróbio (Himedia laboratories Pvt Limited, Mumbai)
8. Tubos de ensaio
9. Misturador Vortex (IKA Industries, Índia) (06.005044)
10. Anéis de platina para inoculação
11. Anaerobic Gaspak (LE002F, 1,5 L Himedia laboratories Pvt Limited, Mumbai)

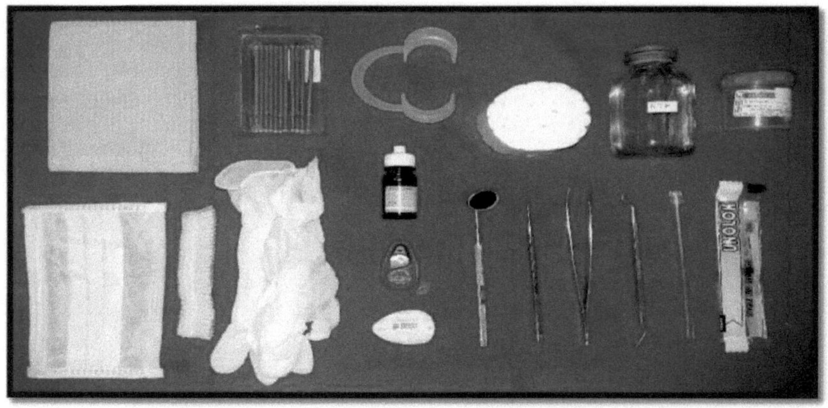

Figura 1: Fotografia dos instrumentos clínicos utilizados no estudo.

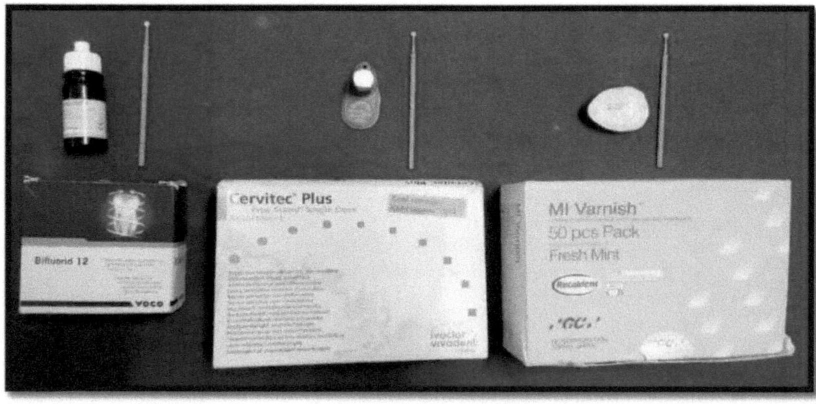

Figura 2: A fotografia mostra as três tintas diferentes utilizadas no estudo.

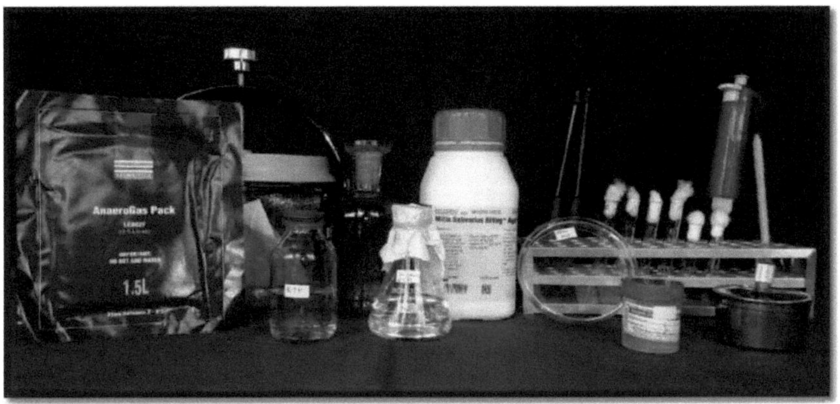

Figura 3: Fotografia do arsenal microbiológico utilizado no estudo

<u>FONTE DE DADOS:</u>

A amostra necessária para o estudo foi selecionada a partir de pacientes que se apresentaram na clínica ambulatória do Departamento de Dentisteria Pediátrica e Dentisteria Preventiva do Instituto VK de Ciências Dentárias da Universidade KLE em Belagavi.

Foi obtida uma declaração de consentimento por escrito de todos os pais das crianças que participaram no estudo **(Anexo IIa, IIb).**

Foi obtido o consentimento de todas as crianças que participaram no estudo **(Anexo III).**

<u>SELECÇÃO DE TEMAS:-</u>

Os sujeitos do estudo foram seleccionados de acordo com os seguintes critérios de inclusão e exclusão.

CRITÉRIOS DE INCLUSÃO:-

1. Crianças dos 6 aos 12 anos de idade com dentição mista.
2. deft/ DMFT deve ser de 3-5.
3. Crianças que vivem na cidade de Belagavi e bebem água da mesma nascente municipal.

CRITÉRIOS DE EXCLUSÃO

1. Crianças com doenças sistémicas ou necessidades especiais de saúde.
2. Crianças que estão a tomar medicamentos que afectam o tipo e a quantidade de salivação.
3. Crianças que estejam a utilizar antibióticos ou colutórios anti-sépticos durante um período de 3 meses antes do início do estudo.
4. Crianças com aparelhos intra-orais ou anomalias congénitas como fenda labial e palatina, displasia ectodérmica, amelogénese imperfeita ou dentinogénese imperfeita, etc.

<u>**TAMANHO DA AMOSTRA**</u>:

As amostras foram seleccionadas para o estudo se preenchessem os critérios de inclusão e exclusão, vivessem na cidade de Belagavi e consumissem água da mesma fonte municipal.

- [47]A dimensão da amostra foi calculada com base no método de Cohen. [2]Com um erro de tipo I de 0,05 e uma significância de 80%, a dimensão da amostra para a comparação dos valores médios dos três grupos foi estimada em 60 doentes por grupo com um Eta de 0,15.
- Tendo em conta 20% de desistências em cada grupo, a dimensão da amostra em cada grupo foi de 24.
- A amostra total para os três grupos foi, portanto, de 72 (setenta e dois).

<u>**GRUPO DE ESTUDO:**</u>

Os grupos de estudo foram divididos uniformemente em três grupos, nomeadamente:

- **GRUPO I:** Foi aplicado verniz fluoretado em 24 indivíduos.
- **GRUPO II:** Foi aplicado verniz de clorexidina em 24 indivíduos.
- **GRUPO III:** O verniz MI (verniz fluoretado com CPP-ACP) foi aplicado em 24 indivíduos.

<u>**MÉTODO DE RECOLHA DE DADOS**</u>
A) REGISTO DO HISTORIAL MÉDICO:

A história clínica foi registada num formato especialmente criado para este estudo **(Anexo IV)**. O estado da cárie foi registado utilizando o deft/ DMFT (OMS 1997).[48] Os resultados foram registados e o tratamento necessário foi iniciado [Figura 4, 5]. Os pacientes receberam pasta de dentes fluoretada, com a qual escovaram os dentes duas vezes por dia.[49] Foi observado um período de washout de 10 dias e o estudo foi iniciado no décimo primeiro dia.[50] A primeira recolha de saliva foi agendada após a fase de washout.

B) PROCEDIMENTO DE RECOLHA DE SALIVA:

Foi pedido às crianças de todos os grupos que não comessem ou bebessem nada durante 2 horas antes da recolha de saliva. Também lhes foi pedido que não usassem elixir bucal durante esse período. Os pacientes sentaram-se confortavelmente na cadeira do dentista. A saliva foi recolhida entre as 9 e as 11 horas da manhã.[51] A amostra foi recolhida por sucção com seringas descartáveis esterilizadas.[52] (Figura 6). As medidas padronizadas de higiene oral foram explicadas aos pacientes e reiteradas em cada visita. A saliva foi recolhida quatro vezes para o exame microbiológico da contagem de *Streptococcus* mutans:

Valor inicial (antes da intervenção),
1 mês,
3 meses e
6 meses.

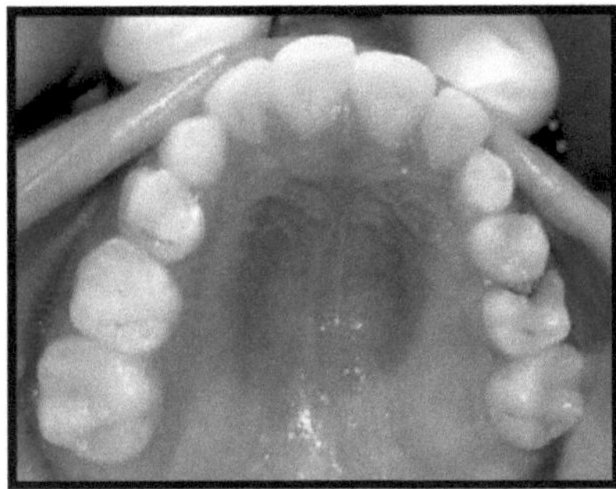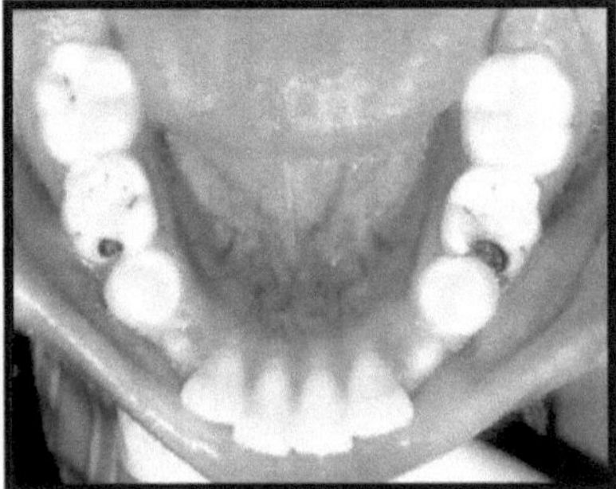

Figura 4: Fotografia com características intra-orais pré-operatórias.

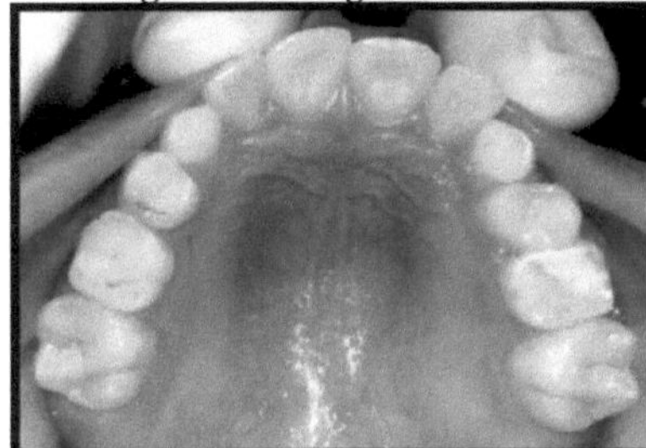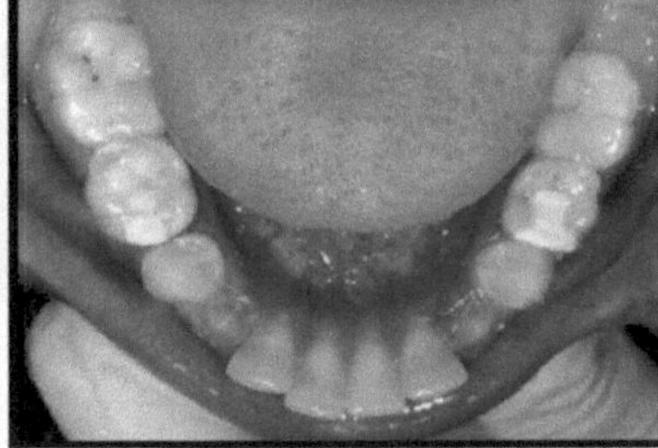

Figura 5: Fotografia com as características intra-orais pós-operatórias.

[53]Foi recolhido um total de 1 ml de saliva não estimulada, que foi colocada num tubo de ensaio com 1 ml de fluido de transporte reduzido (RTF) **(apêndice V)** e imediatamente transportada para o Departamento de Patologia Oral e Microbiologia, Instituto VK de Ciências Dentárias, Universidade KLE, Belagavi, onde foi efectuado o procedimento subsequente.

C) MÉTODO DE APLICAÇÃO DO VERNIZ:

Todos os sujeitos do teste foram instruídos a enxaguar a boca com água limpa. Os dentes foram limpos e isolados com rolos de algodão. Os dentes foram secos com uma seringa de ar comprimido. Os vernizes **(Apêndice VI)** foram aplicados nos dentes usando pontas de aplicador numa técnica de pincel e secos suavemente ao ar durante 30 segundos usando uma seringa de ar nos três grupos [Figura No.7]. Os sujeitos do teste foram instruídos a não enxaguar a boca durante uma hora após o tratamento e a não escovar os dentes até à manhã seguinte. O procedimento foi repetido uma vez por semana durante quatro semanas consecutivas.[18] Durante o período do estudo, foi pedido aos indivíduos que comunicassem imediatamente ao investigador quaisquer efeitos adversos que observassem.

D) ACOMPANHAR:

Os pacientes foram chamados para acompanhamento e a saliva foi recolhida ao fim de 1 mês, 3 meses e 6 meses para análise microbiana, de acordo com o procedimento acima descrito. O estado da cárie foi reavaliado 6 meses após a aplicação do verniz para determinar qualquer aumento no estado da cárie, verificando as novas lesões de cárie utilizando o índice IL da OMS.[54] **(Apêndice VII)**

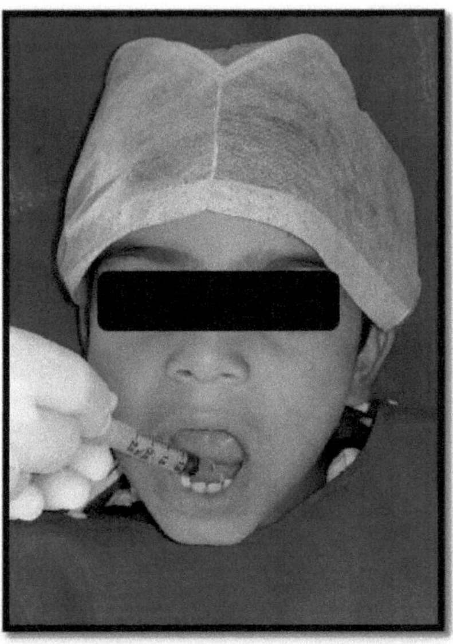

Figura 6: Fotografia da recolha de saliva por sucção.

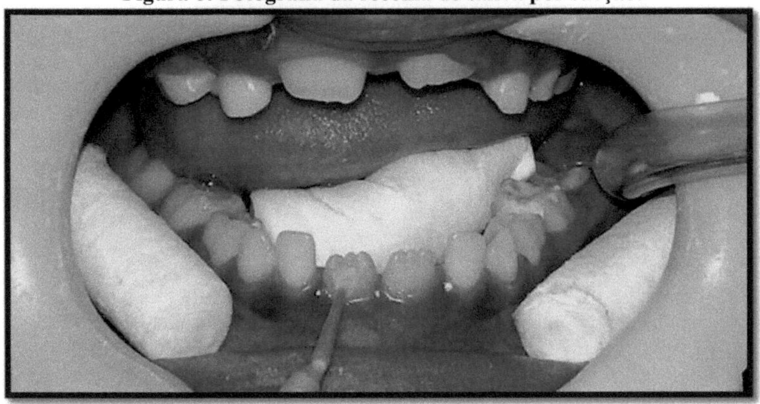

**Figura 7: Fotografia mostrando a aplicação do verniz nos dentes com
isolamento completo
utilizando a técnica do pincel.**

E) PROCESSO MICROBIOLÓGICO:
CULTURA E ISOLAMENTO DE BACTÉRIAS:

As amostras de saliva recolhidas foram recebidas e processadas no mesmo dia.
[1] As amostras de saliva foram diluídas em tampão fosfato 0,05 M (pH = 7,0) até à diluição
10 e agitadas num misturador vórtex durante 30 segundos [Figura n.º 8]. Foram
inoculados 100 ml de cada diluição no ágar Mitis Salivarius com meio de telurito de

potássio e bacitracina [Figura n.º 9]. As placas foram incubadas durante 48 horas a 37 °C num recipiente com 5-10 % de CO_2. Após 48 horas, as colónias de *S.* mutans foram identificadas através da coloração de Gram e do teste de fermentação de sorbitol sob um microscópio de luz [Figura 10]. O número de unidades formadoras de colónias (CFU) de *S. mutans* na saliva foi determinado utilizando um estereomicroscópio [Figura 11, 12, 13, 14, 15].

As colónias foram convertidas em CFU/ml por:

CFU/ml = número de colónias x quantidade inoculada em ml/fator de diluição

Aplica-se o seguinte: Quantidade inoculada = 0,1 ml

Fator de diluição = 0,1

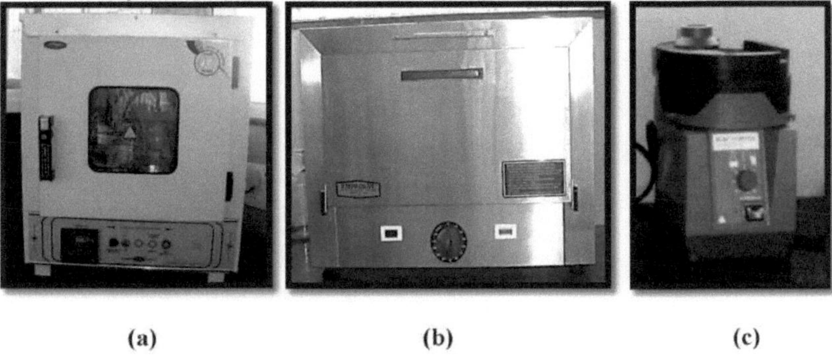

(a)   (b)   (c)

Figura 8: Fotografia com (a) incubadora, (b) forno de ar quente, (c) vórtice Misturador utilizado para a avaliação microbiológica no estudo.

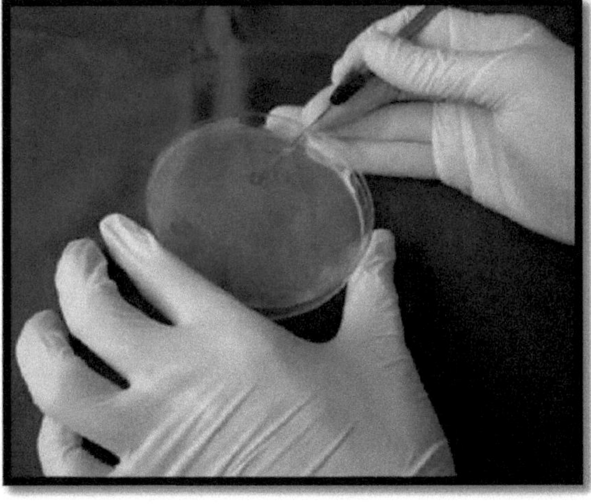

Figura 9: Fotografia da inoculação da placa de ágar com a ansa de platina.

Figura 11: Fotografia do estereomicroscópio utilizado no estudo
.

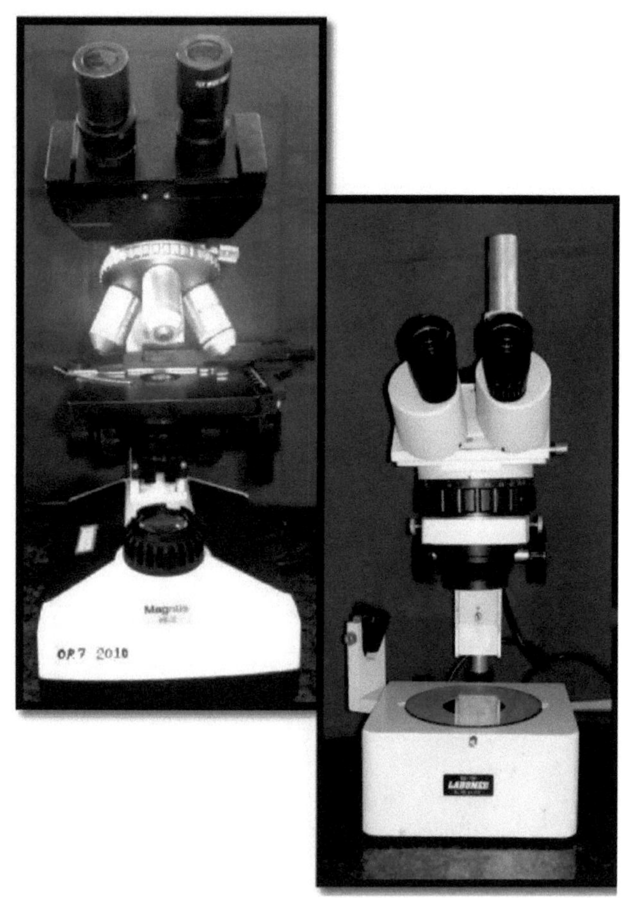

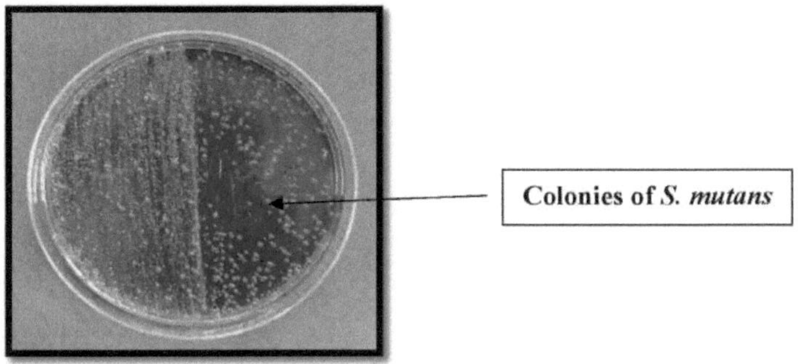

Figura 12: Fotografia mostrando o crescimento e a colonização de *Streptococcus mutans* na linha de base antes da aplicação do verniz.

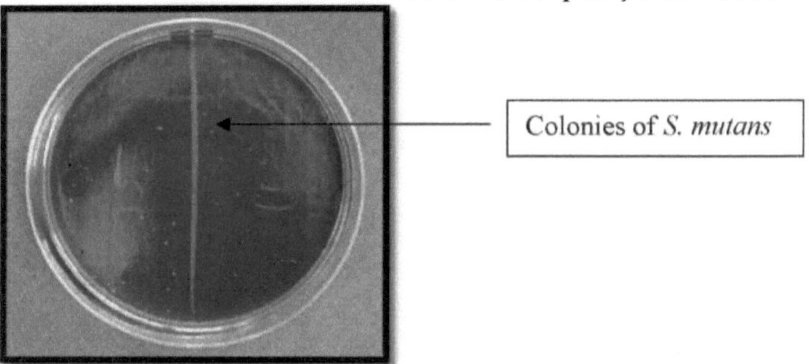

Figura nº 13: Fotografia mostrando o crescimento e a colonização de *Streptococcus mutans* 1 mês após a aplicação do verniz.

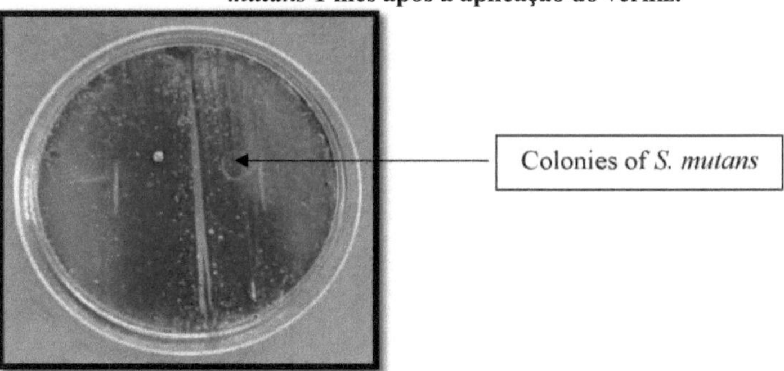

Figura 14: Fotografia que mostra o crescimento e a colonização com *Streptococcus mutans* 3 meses após a aplicação do verniz.

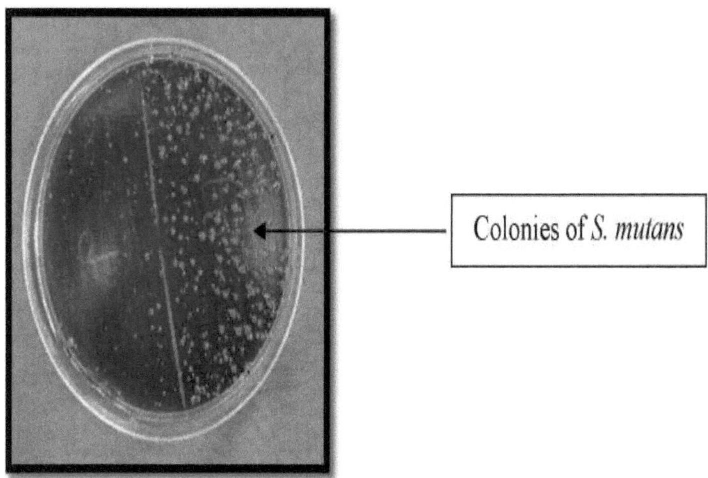

Figura 15: Fotografia mostrando o crescimento e a colonização de *Streptococcus mutans* 6 meses após a aplicação do verniz.

ANÁLISE ESTATÍSTICA

Os resultados foram tabulados e introduzidos numa folha de cálculo Excel. Os resultados foram então submetidos aos seguintes testes estatísticos utilizando o software IBM SPSS (versão 20.0 Chicago IL, EUA).

- Teste ANOVA de uma via para comparar a contagem de colónias de *Streptococcus* mutans no início do tratamento.
- ANOVA de medidas repetidas para comparar as contagens de colónias de *Streptococcus* mutans na linha de base, 1 mês, 3 meses e 6 meses.
- Teste de comparação múltipla de Bonferroni para comparação das contagens de colónias de *Streptococcus* mutans entre grupos na linha de base, 1 mês, 3 meses e 6 meses
- Teste 't' emparelhado para comparar os pontos temporais nos três grupos relativamente à contagem média de colónias de *Streptococcus* mutans no início do tratamento, após 1 mês, 3 meses e 6 meses.

QUADROS, DIAGRAMAS E OBSERVAÇÕES

**Quadro n.º 1: Quadro recapitulativo do número de *estreptococos*
unidades formadoras de colónias de mutans por ml de saliva na linha de base, 1
mês, 3 meses e 6 meses após a aplicação do verniz fluoretado no grupo do verniz**

Fluoride Varnish group [Group I]				*Streptococcus mutans* count $X\ 10^5$ CFU/ml of saliva			
S.N	Patient's Code	DMFT	Age	Baseline	1 month	3 month	6 month
1	A 1	5	8	168	4	26	28
2	A-2	3	9	144	2	16	36
3	A-3	6	7	180	6	18	38
4	A-4	4	8	96	2	18	22
5	A-5	4	8	88	2	16	38
6	A-6	6	8	98	4	24	36
7	A-7	5	7	102	6	36	42
8	A-8	4	10	118	6	34	48
9	A-9	4	9	88	6	12	28
10	A-10	6	9	96	8	16	22
11	A-11	5	9	80	0	14	56
12	A-12	4	9	68	0	26	44
13	A-13	5	9	86	6	38	48
14	A-14	3	7	94	4	32	34
15	A-15	3	8	78	0	16	24
16	A-16	3	7	66	8	14	26
17	A-17	6	9	108	6	22	32
18	A-18	4	8	112	4	16	26
19	A-19	5	8	106	6	36	42
20	A-20	5	7	128	4	18	56
21	A-21	6	9	136	4	48	52
22	A-22	3	9	94	2	16	46
23	A-23	5	10	82	6	26	36
24	A-24	5	8	86	0	14	28

fluoretado [grupo I].

Tabela no.2 Tabela que mostra o diagrama de estirpes do número de *Streptococcus mutans*

Chlorhexidine Varnish group [Group II]				*Streptococcus mutans* count X 10^5 CFU/ml of saliva			
S.N	Patient's code	DMFT	Age	Baseline	1 month	3 month	6 month
1	B-1	4	8	60	2	12	18
2	B-2	5	8	100	4	6	12
3	B-3	3	12	80	4	8	6
4	B-4	4	10	80	2	6	12
5	B-5	5	8	84	2	4	12
6	B-6	5	8	82	2	8	18
7	B-7	4	10	94	2	4	8
8	B-8	3	12	62	0	2	6
9	B-9	4	10	98	4	6	6
10	B-10	4	10	72	0	0	4
11	B-11	3	9	92	0	8	12
12	B-12	4	8	99	4	6	6
13	B-13	5	8	104	0	14	18
14	B-14	3	7	110	0	6	12
15	B-15	5	10	120	4	12	16
16	B-16	4	8	92	4	6	12
17	B-17	3	6	90	0	4	6
18	B-18	4	7	80	0	4	10
19	B-19	5	7	88	0	0	0
20	B-20	5	6	90	4	6	14
21	B-21	5	8	76	6	4	16
22	B-22	3	10	106	8	4	12
23	B-23	5	10	110	4	4	6
24	B-24	4	7	84	6	6	14

Unidades formadoras de colónias por ml de saliva na linha de base, 1 mês, 3 meses e 6 meses após a aplicação do verniz de clorexidina no grupo do verniz de clorexidina [grupo II].

Unidades formadoras de colónias por ml na linha de base, 1 mês, 3 meses e 6 meses após a aplicação de verniz MI contendo flúor com CPP-ACP no grupo do verniz MI [grupo III].

MI Varnish group (Fluoride with CPP-ACP) [Group III]				*Streptococcus mutans* count X 10^5 CFU/ml of saliva			
S.N	Patient's Code	DMFT	Age	Baseline	1 month	3 month	6 month
1	C-1	4	10	110	4	14	26
2	C-2	4	7	180	4	18	38
3	C-3	5	11	160	0	12	20
4	C-4	3	7	80	2	6	24
5	C-5	4	8	110	2	6	12
6	C-6	5	10	80	4	10	28
7	C-7	4	9	86	6	12	34
8	C-8	4	9	104	6	16	38
9	C-9	4	8	90	6	18	24
10	C-10	4	11	110	8	26	16
11	C-11	5	7	80	2	14	28
12	C-12	4	10	84	4	18	36
13	C-13	4	10	88	6	20	38
14	C-14	3	7	80	4	26	26
15	C-15	3	11	78	6	18	18
16	C-16	3	7	90	8	16	22
17	C-17	3	7	96	6	6	16
18	C-18	5	10	102	4	8	18
19	C-19	3	8	96	6	10	14
20	C-20	4	10	100	4	12	16
21	C-21	5	8	136	4	14	16
22	C-22	5	9	102	2	16	18
23	C-23	4	9	88	8	12	22
24	C-24	5	7	76	0	4	12

Tabela N.º 4: A tabela mostra a média, o desvio padrão e o erro padrão da idade em três grupos, nomeadamente o grupo do verniz de flúor (Grupo I), o grupo do verniz de clorexidina (Grupo II) e o grupo do verniz MI (Grupo III).

Groups	Mean	SD	SE
Group I (Fluoride varnish group)	8.333	0.917	0.187
Group II (Chlorhexidine varnish group)	8.625	1.633	0.340
Group III (MI varnish group)	8.750	1.452	0.296
Total	8.569	1.372	0.280

Tabela N.º 5: A tabela mostra a comparação de três grupos, nomeadamente o grupo do verniz de flúor (Grupo I), o grupo do verniz de clorexidina (Grupo II) e o grupo do verniz de MI (Grupo III) em relação à média de idade através da ANOVA unidirecional.

Source of variation	Degrees of freedom	Sum of squares	Mean sum of squares	F-value	P-value
Between groups	2	2.19	1.0972	0.5759	0.5649
Within groups	69	131.46	1.9052		
Total	71	133.65			

Gráfico nº 1: Representação gráfica da comparação entre três grupos, nomeadamente o grupo do verniz de flúor (Grupo I), o grupo do verniz de clorexidina (Grupo II) e o grupo do verniz MI (Grupo III) em relação à média de idades.
As Tabelas 4 e 5 e o Gráfico 1 mostram que a idade média das crianças no grupo do verniz de flúor [Grupo I] foi de 8,33 + 0,91 anos, enquanto a idade média no

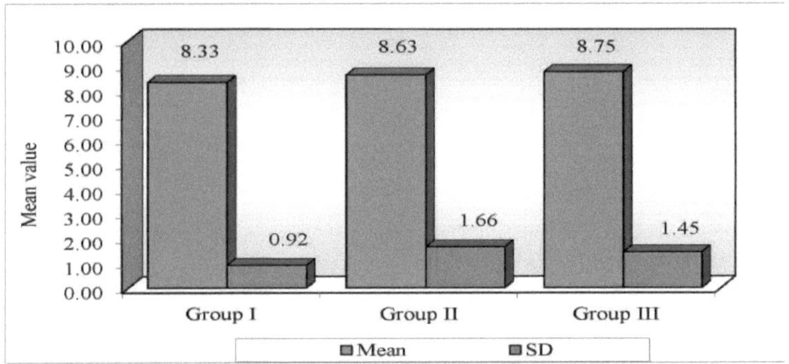

grupo do verniz de clorexidina [Grupo II] e no grupo do verniz IM (flúor com CPP-ACP) [Grupo III] foi de 8,625 + 1,63 e 8,75 + 1,45 anos, respetivamente, com um grau de liberdade para os grupos de 0,57. Em todos os três grupos de estudo, a idade média foi entre 8 e 9 anos para cumprir o protocolo de estudo padrão.

Tabela N.º 6: A tabela mostra a distribuição por género dos sujeitos de teste no grupo do verniz de flúor (grupo I), no grupo do verniz de clorexidina (grupo II) e no grupo do verniz MI (grupo III).

Groups	Gender	Percentage
Group I	Male	50% (12)
Fluoride Varnish Group	Female	50% (12)
Group II	Male	50% (12)
Chlorhexidine Varnish Group	Female	50% (12)
Group III	Male	50% (12)
MI Varnish Group	Female	50% (12)

A Tabela n.º 6 mostra a distribuição por género dos participantes no Grupo I, no Grupo II e no Grupo III. Os participantes foram distribuídos igualmente pelos três grupos, de modo a manter a uniformização.

Tabela N.º 7: Tabela que mostra a média, o desvio padrão e o erro padrão do deft/ CPOD no grupo do verniz de flúor (Grupo I), no grupo do verniz de clorexidina (Grupo II) e no grupo do verniz de MI (Grupo III).

Groups	Mean	SD	SE
Group I (Fluoride varnish group)	4.542	1.062	0.217
Group II (Chlorhexidine varnish group)	4.125	0.797	0.163
Group III (MI varnish group)	4.042	0.751	0.153
Total	4.236	0.896	0.183

Tabela n.º 8: Tabela de comparação entre o grupo do verniz de flúor (Grupo I), o grupo do verniz de clorexidina (Grupo II) e o grupo do verniz MI (Grupo III). em relação às pontuações do deft/ CPOD utilizando uma ANOVA unidirecional.

Source of variation	Degrees of freedom	Sum of squares	Mean sum of squares	F-value	P-value
Between groups	2	3.44	1.7222	2.2195	0.1164
Within groups	69	53.54	0.7760		
Total	71	56.99			

Gráfico n.º 2: Representação gráfica da comparação entre três grupos, nomeadamente o grupo do verniz de flúor (Grupo I), o grupo do verniz de clorexidina (Grupo II) e o grupo do verniz MI (Grupo III) em termos das pontuações médias do deft/ DMFT.

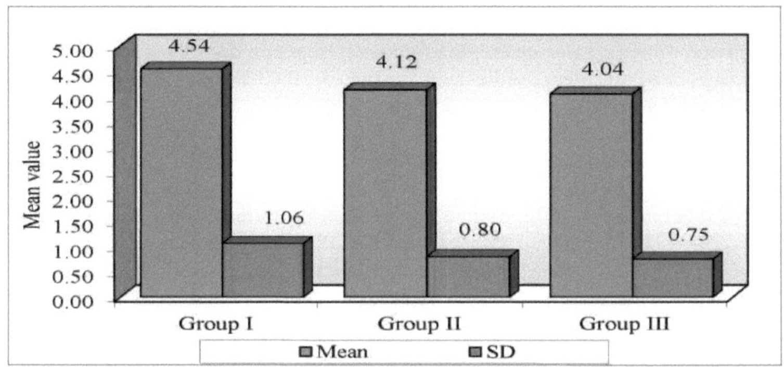

As Tabelas 7 e 8 e o Diagrama 2 mostram que a média e o desvio padrão do deft/ CPO-D para o grupo do verniz de flúor [Grupo I] foi de 4,52 com um desvio padrão (DP) de 1,06, enquanto que para o grupo do verniz de clorexidina [Grupo II] a média do deft/ CPO-D foi de 4,12 com um desvio padrão de 0,79 e o grupo do verniz de MI [Grupo III] teve uma média de deft/ CPO-D de 4,04 com um desvio padrão de 0,89. A diferença entre os valores de deft/ DMFT nos três grupos não foi estatisticamente significativa, com um valor de p de 0,11 (valor de p <0,05).

[5]**Tabela N.º 9: A tabela mostra a diferença entre a média de unidades formadoras de colónias de *S.* mutans por ml de saliva (x 10 CFU/ml) no grupo do verniz de flúor (Grupo I), no grupo do verniz de clorexidina (Grupo II) e no grupo do verniz de MI (Grupo III) nos respectivos momentos (base, 1 mês, 3 meses e 6 meses) após a aplicação dos vernizes.**

Groups	Time points	N	Mean	SD	SE
	Baseline	24	104.25	29.01	5.92
Group I	1 month	24	4.00	2.50	0.51
(Fluoride Varnish	3 month	24	23.00	9.67	1.97
Group)	6 month	24	37.00	10.45	2.13
	Baseline	24	89.71	14.84	3.03
Group II	1 month	24	2.58	2.32	0.47
(Chlorhexidine Varnish	3 month	24	5.83	3.38	0.69
Group)	6 month	24	10.67	4.89	1.00
	Baseline	24	100.25	25.75	5.26
Group III	1 month	24	4.42	2.28	0.47
(MI Varnish	3 month	24	13.83	5.81	1.19
Group)	6 month	24	23.33	8.44	1.72

[5]**Gráfico nº 3: Representação gráfica dos três grupos: grupo do verniz de flúor (grupo I), grupo do verniz de clorexidina (grupo II) e grupo do verniz de MI (grupo III) relativamente à contagem média de *S.* mutans X 10 CFU/ml de saliva no início, 1 mês, 3 meses e 6 meses.**

A Tabela No. 9 e o Gráfico No. 3 mostram a contagem média de colónias de *Streptococcus* mutans nos três grupos em diferentes momentos. No grupo do flúor (Grupo I), a contagem média de *S.* mutans (x 105 CFU/ml) foi mais elevada no início do estudo (104,25 + 29,01), após o que se registou uma diminuição drástica em intervalos de um mês (4 + 2,5) e, à medida que o tempo avançava, verificou-se um aumento constante na contagem de *S.* mutans após três meses (23 + 9,67) e após seis meses (37 + 10,45). Foram efectuadas observações semelhantes no grupo do verniz de clorexidina e no grupo do verniz MI. No grupo do verniz de clorexidina (grupo II), a contagem média de *S.* mutans (x 105 CFU/ml) no início do estudo, 1 mês, 3 meses e 6 meses foi de 89,71 + 14,84, 2,58 + 2,32, 5,83 + 3,38 e 10,67 + 4,89, respetivamente. [5]No grupo do verniz MI (grupo III), a contagem média de *S.* mutans (x 10 CFU/ml) na linha de base, 1 mês, 3 meses e 6 meses foi de 100,25 + 25,75, 4,42 + 2,28, 13,83 + 5,81 e 23,33 + 8,44, respetivamente.

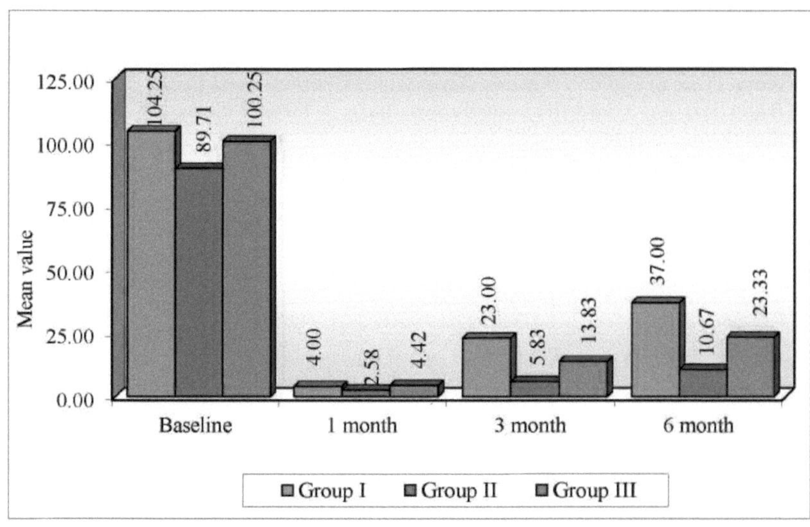

Tabela No. 10: A tabela mostra a comparação da situação inicial, os pontos de tempo após 1 mês, 3 meses e 6 meses nos três grupos (I, II, III) no que diz respeito ao número médio de *Streptococcus mutans* X 105 CFU/mL na saliva por um teste t emparelhado.

Groups	Time points	Mean	SD	Mean Diff.	SD Diff.	% of change	Paired 't' test	p-value
Group I	Baseline	104.25	29.01					
	1 month	4.00	2.50	100.25	28.67	96.16	17.1296	0.0001*
	Baseline	104.25	29.01					
	3 month	23.00	9.67	81.25	28.94	77.94	13.7542	0.0001*
(Fluoride	Baseline	104.25	29.01					
Varnish	6 month	37.00	10.45	67.25	29.70	64.51	11.0932	0.0001*
Group)	1 month	4.00	2.50					
	3 month	23.00	9.67	-19.00	9.31	-475.00	-10.0018	0.0005*
	1 month	4.00	2.50					
	6 month	37.00	10.45	-33.00	11.03	-825.00	-14.6523	0.0001*
	3 month	23.00	9.67					
	6 month	37.00	10.45	-14.00	10.55	-60.87	-6.5010	0.0001*
Group II	Baseline	89.71	14.84					
	1 month	2.58	2.32	87.13	14.42	97.12	29.5991	0.0001*
	Baseline	89.71	14.84					
	3 month	5.83	3.38	83.88	14.36	93.50	28.6089	0.0001*
(CHX	Baseline	89.71	14.84					
Varnish	6 month	10.67	4.89	79.04	15.41	88.11	25.1345	0.0001*
Group)	1 month	2.58	2.32					
	3 month	5.83	3.38	-3.25	3.95	-125.81	-4.0328	0.0005*
	1 month	2.58	2.32					
	6 month	10.67	4.89	-8.08	4.88	-312.90	-8.1140	0.0001*
	3 month	5.83	3.38					
	6 month	10.67	4.89	-4.83	3.38	-82.86	-6.9978	0.0001*
Group III	Baseline	100.25	25.75					
	1 month	4.42	2.28	95.83	26.29	95.59	17.8588	0.0001*
	Baseline	100.25	25.75					
	3 month	13.83	5.81	86.42	25.90	86.20	16.3440	0.0001*
(MI	Baseline	100.25	25.75					
Varnish	6 month	23.33	8.44	76.92	26.64	76.72	14.1460	0.0001*
Group)	1 month	4.42	2.28					
	3 month	13.83	5.81	-9.42	5.26	-213.21	-8.7739	0.0001*
	1 month	4.42	2.28					
	6 month	23.33	8.44	-18.92	8.34	-428.30	-11.1116	0.0001*
	3 month	13.83	5.81					
	6 month	23.33	8.44	-9.50	8.11	-68.67	-5.7363	0.0001*

[5]**Gráfico n.º 4: Representação gráfica dos pontos de tempo da linha de base, 1 mês, 3 meses e 6 meses em três grupos, nomeadamente o grupo do verniz de flúor (Grupo I), o grupo do verniz de clorexidina (Grupo II) e o grupo do verniz MI (Grupo III) em relação à contagem média de *S.* mutans X 10 CFU/mL de saliva.**

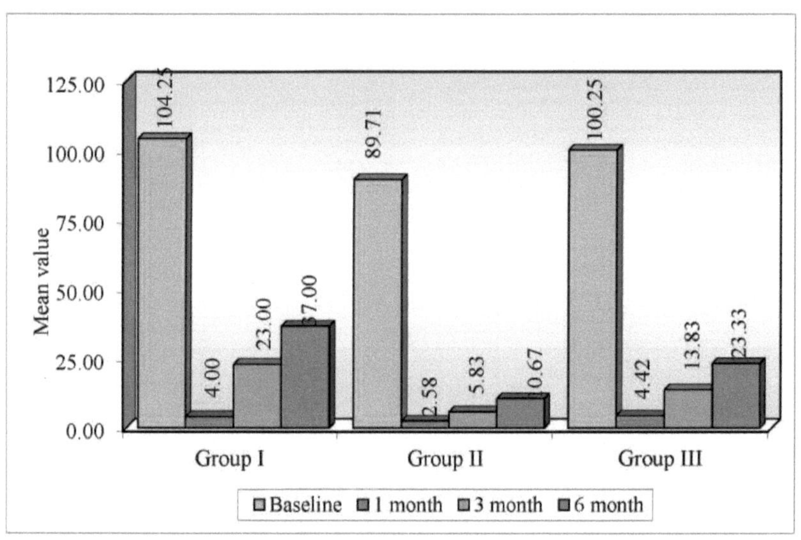

[5]A Tabela n.º 10 e o Gráfico n.º 4 mostram a comparação dos valores de referência, os pontos de tempo após 1 mês, 3 meses e 6 meses nos três grupos (I, II, III) em relação à contagem de colónias de *Streptococcus* mutans (x 10 CFU/mL de saliva). No grupo do verniz fluoretado [grupo I], foi observada uma redução máxima entre a linha de base e 1 mês com uma diferença média de 100,25 (+ 28,67), enquanto foi observada uma redução ligeira entre a linha de base e 3 meses com uma diferença média de 81,25 (+ 28,94) e uma redução mínima entre a linha de base e 6 meses com uma diferença média de 67,25 (+ 29,7). O aumento máximo na contagem de colónias de *S.* mutans foi observado entre 1 mês e 6 meses com uma diferença média de -33,00 (+ 11,03), enquanto que um ligeiro aumento foi observado entre 1 mês e 3 meses com uma diferença média de -19,00 (+ 9,31).

e o menor aumento foi observado entre os 3 e os 6 meses, com uma diferença média de -

14.00 (+ 10.55).

No grupo do verniz de clorexidina [Grupo II], foi observada uma redução máxima entre a linha de base e 1 mês com uma diferença média de 87,43 (+ 14,42), enquanto foi observada uma ligeira redução entre a linha de base e 3 meses com uma diferença média de 83,88 (+ 14,36) e foi observada uma redução mínima entre a linha de base e 6 meses com uma diferença média de 79,04 (+ 15,41). O aumento máximo na contagem de colónias de *S.* mutans foi observado entre 1 mês e 6 meses, com uma diferença média de -8,08 (+ 4,88), enquanto um ligeiro aumento foi observado entre 3 meses e 6 meses, com uma diferença média de -4,83 (+ 3,38) e um aumento mínimo foi observado entre 1 mês e 3 meses, com uma diferença média de -3,25 (+ 3,95).

No grupo do verniz MI [grupo III], foi observada uma redução máxima entre a linha de base e 1 mês com uma diferença média de 95,83 (+ 26,29), enquanto foi observada uma redução ligeira entre a linha de base e 3 meses com uma diferença média de 86,42 (+ 25,9) e uma redução mínima entre a linha de base e 6 meses com uma diferença média de 76,92 (+ 26,64). O aumento máximo na contagem de colónias de *S.* mutans foi observado entre 1 mês

[5]Tabela N.º 11: A tabela mostra a comparação entre o valor médio das unidades formadoras de colónias de *S.* mutans por ml de saliva (x 10 CFU/ml) no grupo do verniz de flúor [Grupo I], no grupo do verniz de clorexidina [Grupo II] e no grupo do verniz de MI [Grupo III] no início, 1 mês, 3 meses e 6 meses após a aplicação dos vernizes através de uma ANOVA de uso único

Time points	Summary	Group I	Group II	Group III	F-value	p-value
Baseline	Mean	104.25	89.71	100.25	2.3558	0.1024
	SD	29.01	14.84	25.75		
	SE	5.92	3.03	5.26		
1 month	Mean	4.00	2.58	4.42	3.9454	0.0239*
	SD	2.50	2.32	2.28		
	SE	0.51	0.47	0.47		
3 month	Mean	23.00	5.83	13.83	38.2965	0.0001*
	SD	9.67	3.38	5.81		
	SE	1.97	0.69	1.19		
6 month	Mean	37.00	10.67	23.33	61.1288	0.0001*
	SD	10.45	4.89	8.44		
	SE	2.13	1.00	1.72		

*significa estatisticamente significativo (p<0,05)

[5]A Tabela nº 11 mostra a comparação dos três grupos (I, II, III) em termos do número de colónias de *S.* mutans (x 10 CFU/mL) na saliva no início, após 1 mês, 3 meses e 6 meses. O número de unidades formadoras de colónias de *Streptococcus* mutans/mL de

saliva no início do estudo foi comparativamente semelhante nos três grupos; grupo do verniz fluoretado [grupo I] 104,25 (+ [555] 29,01) X 10 UFC/ml de saliva, grupo verniz de clorexidina [grupo II] 89,71 (± 14,84) X 10 UFC/ml de saliva, grupo verniz MI [grupo III] 100,25 (± 25,75) X 10 UFC/ml de saliva. A diferença entre os grupos no início do estudo não foi estatisticamente significativa (p-valor <0,05).

[555] Um mês após a aplicação do verniz, o número diminuiu drasticamente nos três grupos; no grupo com verniz de flúor [grupo I] foi de 4 (± 2,5) X 10 CFU/ml de saliva, no grupo com verniz de clorexidina [grupo II] foi de 2,58 (± 2,32) X 10 CFU/ml de saliva, enquanto que no grupo com verniz de MI [grupo III] foi de 4,42 (± 2,28) X 10 CFU/ml de saliva. A diferença global entre os grupos de estudo foi estatisticamente significativa (p<0,05).

Três meses após a aplicação do verniz, os três grupos mostraram um aumento na média de CFU/ml de saliva. [555] O aumento máximo foi observado no grupo do verniz de flúor [grupo I] com 23 (± 9,67) X 10 CFU/ml de saliva, enquanto o aumento mínimo no grupo do verniz de clorexidina [grupo II] foi de 5,83 (± 3,38) X 10 CFU/ml de saliva, enquanto no grupo do verniz de MI [grupo III] foi de 13,83 (± 5,81) X 10 CFU/ml de saliva. A diferença geral entre os três grupos foi estatisticamente significativa (p<0,05).No final do estudo, em intervalos de 6 meses, foi observado um aumento de CFU/ml de saliva. [555] O aumento máximo foi observado no grupo do verniz fluoretado (grupo de controlo) [grupo I] com uma média de 37 (± 10,45) X 10 UFC/ml de saliva, enquanto que o aumento mínimo foi observado no grupo do verniz de clorexidina (grupo experimental I) [grupo II] com uma média de 10,67 (± 4,89) X 10 UFC/ml de saliva e no grupo do verniz de MI (grupo experimental II) [grupo III] com 23,33 (± 8,44) X 10 UFC/ml de saliva. A diferença entre todos os grupos foi estatisticamente significativa (p<0,05).

Tabela N.º 12: A tabela mostra a comparação de três grupos, nomeadamente o grupo do verniz de flúor (Grupo I), o grupo do verniz de clorexidina (Grupo II) e o grupo do verniz de MI (Grupo III), e os pontos temporais (linha de base, 1 mês, 3 meses e 6 meses) em relação à contagem de *S.* mutans na saliva por ANOVA de medidas repetidas.

Source	Sum of Squares	df	Mean Square	F	P-value	Effect size
Groups	10649.77	2.00	5324.89	29.03	0.0001*	0.56
Time points	397415.37	3.00	132471.79	648.70	0.0001*	0.97
Groups * Time	3970.37	6.00	661.73	4.74	0.0001*	0.17

* indica estatisticamente significativo (p<0,05)

A Tabela n.º 12 mostra a diferença estatisticamente significativa entre os três grupos, nomeadamente o grupo do verniz de flúor (Grupo I), o grupo do verniz de clorexidina (Grupo II) e o grupo do verniz MI (Grupo III), em diferentes momentos (base, 1 mês, 3 meses, 6 meses) e as suas interacções com a contagem de *S.* mutans a um nível de significância de 5%.

[5]**Tabela N.º 13: A tabela mostra a comparação entre pares dos três grupos (grupo do verniz de flúor (grupo I), grupo do verniz de clorexidina (grupo II) e grupo do verniz de MI (grupo III) em termos do número de S. *mutans* X 10 CFU/ml na saliva, utilizando o método posthoc de Bonferroni.**

Groups		Mean Difference	Std. Error	p-value
Group I	Group II	14.865	2.3670	0.0001*
(Fluoride Varnish Group)	Group III	6.604	1.5570	0.0010*
Group II	Group I	-14.865	2.3670	0.0001*
(CHX Varnish Group)	Group III	- 8.260	1.8550	0.0010*
Group III	Group I	-6.604	1.5570	0.0010*
(MI Varnish Group)	Group II	8.260	1.8550	0.0010*

* indica estatisticamente significativo (p<0,05)

[5]A Tabela 13 mostra a comparação entre os três grupos (I, II, III) em relação à contagem de colónias de *Streptococcus* mutans (x 10 CFU/mL de saliva). Foi encontrado um resultado estatisticamente significativo entre o grupo com verniz de flúor [grupo I] e o grupo com verniz de clorexidina [grupo II] com uma diferença média (14,86), o grupo com verniz de flúor [grupo I] e o grupo com verniz de MI [grupo III] com uma diferença média (6,60) e o grupo com verniz de clorexidina [grupo II] e o grupo com verniz de MI [grupo III] com uma diferença média (-8,26) a um nível de significância de 5% (p<0,05). Assim, verificou-se que as alterações médias entre o grupo I e o grupo II foram superiores (14,86).

[5]**Tabela n.º 14: Comparação dos três grupos, nomeadamente o grupo do verniz de flúor (Grupo I), o grupo do verniz de clorexidina (Grupo II) e o grupo do verniz MI (Grupo III) em termos do número de *S. mutans* X 10 CFU/ml de saliva no início do estudo, 1 Mês, 3 meses e 6 meses pelo método posthoc múltiplo de Newman-Keuls.**

Time points	Groups	Group I	Group II	Group III
Baseline	Mean	104.25	89.71	100.25
	Group I	-	P=0.0972	P=0.8324
	Group II		-	
	Group III	-	P=0.2866	-
1 month	Mean	4.00	2.58	4.42
	Group I	-	P=0.1037	P=0.8158
	Group II		-	
	Group III		P=0.0248*	-
3 month	Mean	23.00	5.83	13.83
	Group I	-	P=0.0001*	P=0.0001*
	Group II		-	
	Group III		P=0.0004*	-
6 month	Mean	37.00	10.67	23.33
	Group I	-	P=0.0001*	P=0.0001*
	Group II		-	
	Group III		P=0.0001*	-
Baseline-1 month	Mean	100.25	87.13	95.83
	Group I	-	P=0.1470	P=0.7994
	Group II		-	
	Group III		P=0.4229	-
Baseline-3 month	Mean	81.25	83.88	86.42
	Group I	-	P=0.9235	P=0.7355
	Group II		-	
	Group III		P=0.9281	-
Baseline-6 month	Mean	67.25	79.04	76.92
	Group I	-	P=0.2303	P=0.3695
	Group II		-	
	Group III		P=0.9523	-

* indica estatisticamente significativo (p<0,05)

[5]A Tabela n.º 14 mostra a comparação par a par do grupo do verniz de flúor (Grupo I), do grupo do verniz de clorexidina (Grupo II) e do grupo do verniz MI (Grupo III) em termos de contagem de colónias de *Streptococcus* mutans (x 10 UFC/mL de saliva) no início, 1 mês, 3 meses e 6 meses. Na linha de base, não foi encontrado qualquer resultado estatisticamente significativo entre os três grupos em termos de contagem média de colónias de *S. mutans*. Após 1 mês, foi encontrado um resultado estatisticamente significativo entre o grupo do verniz de clorexidina (grupo

A cárie dentária continua a ser um importante problema de saúde entre a população pediátrica na maioria dos países, especialmente na Índia. Por conseguinte, o foco da investigação sobre a cárie deslocou-se para o desenvolvimento de mitologias para a deteção de lesões cariosas precoces e para o tratamento não invasivo destas lesões através da remineralização ou da prevenção da desmineralização para preservar a estrutura natural do dente.

Ernst Newbrun descreveu o conceito de etiologia da cárie como multifatorial, no qual existe uma interação de 4 factores principais, nomeadamente o hospedeiro, o substrato, o microrganismo e o tempo [Figura 16]. Os conceitos modernos do cariograma mostram que os microrganismos são um dos factores etiológicos mais importantes no desenvolvimento da cárie dentária. *O Streptococcus mutans* é um microrganismo pioneiro que forma o ambiente cariogénico na cavidade oral e é, por isso, considerado um dos

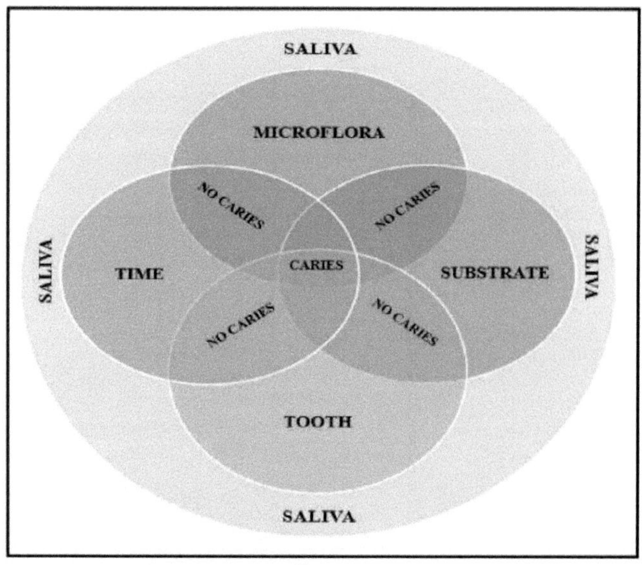

principais agentes causadores da cárie.[10]

Figura: Factores tertralógicos de Newbrun da cárie n.º 16

A acidez (a capacidade de sobreviver e crescer a um pH baixo) parece ser a caraterística mais consistente do *S. mutans,* que pode estar ligada tanto à sua seleção em áreas estagnadas como à sua cariogenicidade. Juntamente com as espécies de Lactobacillus, são considerados importantes odontopatógenos. Devido a esta associação com a doença dentária, a avaliação do número de *estreptococos mutans* presentes na placa bacteriana e na saliva pode ajudar no diagnóstico da atividade de cárie. Em conjunto com este conceito, têm sido feitas tentativas para controlar e prevenir a cárie dentária através da redução do número de bactérias que colonizam a cavidade oral de uma pessoa.

A prevenção da cárie e a medicina dentária minimamente invasiva desempenham um papel importante na medicina dentária pediátrica. No século atual, é dada grande ênfase à avaliação do risco de cárie, ao diagnóstico precoce e ao controlo da cárie. Por conseguinte, o foco mudou para estratégias preventivas e intervenções mínimas para eliminar a doença mais prevalente "cárie dentária".

As bactérias cariogénicas produzem produtos metabólicos que reduzem o valor do pH do ambiente oral. [5556]Quando o pH desce abaixo de 5,5, os iões H (hidrogénio) produzidos pelos metabolitos bacterianos provocam a dissolução do esmalte, o que se designa por desmineralização e marca o início da cárie precoce do esmalte. O conceito de "equilíbrio da cárie" desenvolvido por Featherstone simplifica o equilíbrio entre três factores patológicos e três factores protectores para a progressão, prevenção ou reversão da cárie dentária [Figura nº 17]. Para prevenir ou reverter a cárie, é necessário aumentar o efeito de um ou mais factores de proteção ou reduzir o efeito de um ou mais factores patológicos. Por exemplo, a cárie pode ser combatida reduzindo as bactérias produtoras de ácido, como o *Streptococcus mutans,* e aumentando os factores de proteção.

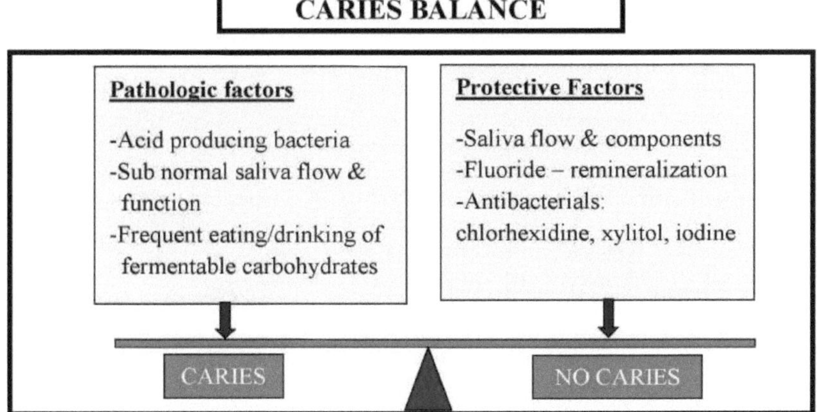

Figura 17: Fotografia da balança de cáries de Featherstone.

Comportamentos como as visitas ao dentista, a utilização de flúor e de agentes antimicrobianos, a higiene oral e os hábitos alimentares podem influenciar a incidência de cáries ao longo da vida. Entre as estratégias possíveis para combater a EM, os regimes de tratamento quimioterapêutico têm recebido muita atenção e produzido resultados satisfatórios.[20,57] As principais classes que têm sido testadas são os antibióticos, iões metálicos, enzimas, extractos de plantas e compostos fenólicos.[5]

O flúor surgiu ao longo do tempo como um dos principais agentes preventivos contra a cárie dentária devido à sua capacidade de reduzir a formação de ácido em alguns tipos de bactérias na placa dentária, incluindo *os estreptococos mutans*. Soluções, géis, pastas dentífricas e enxaguatórios bucais têm sido utilizados para fornecer flúor à superfície dentária, resultando em vários níveis de absorção de flúor e eficácia clínica. O tempo de contacto entre a superfície do dente e um agente tópico de flúor é um fator crítico na eficácia desta medida preventiva. É comum que o flúor não reaja com o esmalte após a aplicação tópica e seja lavado. Para reduzir a perda de flúor, os vernizes foram introduzidos pela primeira vez na prática dentária O verniz de flúor é rápido e fácil de aplicar e é bem tolerado por crianças pequenas. Uma revisão sistemática na base de dados Cochrane e a Academia Americana de Dentisteria Pediátrica recomendaram-no para a prevenção de cáries em crianças com risco médio a elevado de cáries.

Embora o flúor seja um dos agentes mais bem sucedidos na prevenção da cárie, tem apenas um efeito antimicrobiano limitado e a disponibilidade de iões de cálcio e fosfato pode ser um fator limitante para a remineralização líquida do esmalte.

De todos os agentes antimicrobianos disponíveis para uso dentário, a clorexidina (CHX) é o mais bem estudado em termos da sua capacidade de controlar a atividade cariogénica. É particularmente eficaz na redução da concentração de MS na saliva e na placa dentária. A clorexidina está disponível numa variedade de diferentes formulações (ou seja, colutório, gel, verniz, fio dental impregnado e pasta de dentes) e concentrações. Um estudo sobre a eficácia da clorexidina na inibição dos *estreptococos mutans concluiu* que os géis e os elixires bucais foram eficazes na redução das contagens de MS, mas a redução máxima foi conseguida com os vernizes de clorexidina.[27] No entanto, a clorexidina também demonstrou alguns efeitos adversos, como a descoloração dos dentes, a alteração da sensação gustativa e a descamação epitelial.[28]

É bem conhecido que o flúor promove a remineralização, mas o processo de remineralização depende dos iões de cálcio e fosfato da saliva. Foram introduzidos muitos materiais dentários novos para ajudar a remineralização, por exemplo, materiais que contêm CPP-ACP e fosfosilicato de cálcio e sódio, ou vidros bioactivos. Longbottom C (2009) sugeriu que o material ideal para a prevenção de cáries deve libertar cálcio e fosfato no ambiente oral.[58] Por conseguinte, os fabricantes de materiais dentários preventivos da cárie incluem atualmente o CPP-ACP na composição dos seus produtos.

O CPP-ACP e o CPP-ACP com flúor estão disponíveis em forma de pasta, mas para ultrapassar a desvantagem da eficácia a curto prazo, o CPP-ACP com flúor é oferecido sob a forma de verniz para prolongar a sua eficácia.

Foi introduzido um novo verniz que combina as propriedades antimicrobianas do flúor com a capacidade remineralizante do CPP-ACP.

Tendo em conta todos estes pontos da medicina dentária minimamente invasiva, o presente estudo comparou o efeito do verniz de flúor, do verniz de clorexidina e do verniz de flúor com fosfopeptídeo de cesina - fosfato de cálcio amorfo (CPP-ACP) no número de *Streptococcus mutans* na saliva de crianças com dentição mista.

As crianças com dentição mista foram incluídas no estudo com uma média de idades de 8,569 +/- 1,37 anos [Tabela nº 4.5 Gráfico nº 1], uma vez que são particularmente susceptíveis à cárie nesta idade e erupcionam vários dentes permanentes.

Uma segunda janela de infecciosidade foi observada entre os 6 e os 12 anos de idade, durante a erupção da dentição permanente, tal como sugerido por Caufield et al, indicando um aumento da EM adquirida e a sua correlação com um aumento da área de superfície dentária à medida que os dentes permanentes começam a erupcionar.[59]

A erupção dos dentes permanentes, que demora muito tempo, a estrutura anatómica complexa e a maturação incompleta do esmalte, que dura até dois anos após a erupção, bem como a incapacidade das crianças para removerem adequadamente a placa dentária, tornam-nas susceptíveis a cáries e gengivite. Shapira J demonstrou que as citocinas (PGE2, IL-B) ocorrem durante a erupção dos dentes decíduos e durante a gengivite e a doença periodontal.[60] Yucel-Lindberg T recomendou o uso de vernizes contendo clorexidina/timol para pacientes com gengivite. Estas crianças devem receber o programa de prevenção de cáries mais generoso e intensivo em termos de custo-eficácia.[61]

As principais causas da cárie dentária são os *estreptococos mutans* e os *lactobacilos*, como factores microbiológicos, e o consumo de açúcar e a higiene oral, como factores comportamentais. [2]A presença de um elevado número de *estreptococos mutans* na saliva indica um elevado risco de cárie, enquanto a presença de um elevado número de *lactobacilos indica* uma elevada atividade real de cárie ou um elevado consumo de açúcar. Isto sugere que uma redução no consumo de açúcar pode influenciar o número de *lactobacilos*. No entanto, isto é menos claro para o *Streptococcus mutans*. Em pacientes com cáries activas, é difícil reduzir o número de *Streptococcus mutans* na saliva. A utilização de antibióticos foi, por isso, considerada.

[5]Foram seleccionadas crianças com um valor médio de deft/ CPOD de 4,23 ± 0,89 [Tabela n.º 7,8 Gráfico n.º 2] e um *valor* médio de *Streptococcus mutans* de 98,07 X 10 CFU/ml de saliva na linha de base, uma vez que uma redução do *Streptococcus mutans* seria particularmente benéfica para crianças com um risco aumentado de cárie. Vários investigadores descobriram que a variável mais comum nos modelos de avaliação do risco de cárie é a que descreve a experiência anterior de cárie.[62] Portanto, neste estudo, o deft/ DMFT 3-6 foi considerado como um dos critérios de inclusão indicando uma criança com risco de cárie moderado a alto. Isso é consistente com a ferramenta de avaliação de risco de cárie publicada pela AAPD em 2011.

O Streptococcus mutans é capaz de colonizar as superfícies dos dentes, mas não as superfícies dos tecidos moles. Por conseguinte, *o* problema da eliminação do *Streptococcus mutans* falhou porque o agente antimicrobiano não conseguiu permanecer no dente durante tempo suficiente. Foram desenvolvidos muitos agentes antimicrobianos em várias formas de dosagem, como elixires e géis, para reduzir os microrganismos orais e as cáries. No entanto, estes agentes requerem um elevado nível de adesão do doente e destreza manual, especialmente em crianças com menos de 8 anos de idade, para serem utilizados eficazmente. Os enxaguantes bucais ou os géis também provocam uma alteração temporária da sensação gustativa. Os vernizes proporcionam uma supressão mais eficaz e duradoura dos *estreptococos mutans do* que a utilização de enxaguamentos ou géis.

Recentemente, o Conselho de Assuntos Científicos da Associação Dentária Americana (ADA) nomeou um painel de peritos para recomendar a utilização de verniz para crianças com menos de 6 anos de idade e de verniz ou gel para crianças entre os 6 e os 18 anos de idade, em crianças com risco moderado e elevado de cárie.

A saliva, um fluido oral multicomponente, regula e mantém a integridade da mucosa oral, pelo que desempenha um papel muito importante na manutenção da saúde oral. Como a saliva não é invasiva e é fácil de obter, é utilizada como ferramenta de diagnóstico por vários investigadores. É provável que os diagnósticos com saliva sejam particularmente úteis nos casos em que é necessária a recolha repetida de amostras de fluidos corporais, mas a recolha de sangue é impraticável, pouco ética ou ambas.

Os diferentes métodos de recolha de saliva podem ser classificados de acordo com o facto de utilizarem ou não estímulos. A saliva não estimulada foi utilizada porque tem uma concentração mais baixa de iões de bicarbonato, o que reduz o viés devido ao efeito tampão da saliva. Os três métodos mais comuns de recolha de saliva não estimulada são o método de drenagem, o método de divisão e o método de sucção.[52] No entanto, no nosso estudo, o método de sucção foi utilizado para a recolha de saliva não estimulada do pavimento da boca com uma seringa descartável esterilizada para evitar qualquer contaminação e facilitar a aplicação. O fluxo salivar está sujeito a um ritmo circadiano, pelo que, para efeitos de normalização, as amostras de saliva foram recolhidas de manhã, entre as 9 e as 11 horas, para minimizar os efeitos do ritmo circadiano nas amostras. A saliva total não estimulada mostrou ritmos circadianos significativos no caudal e nas concentrações de sódio e cloreto ao longo do dia.[51] À medida que o caudal aumentava, o pH da saliva aumentava, pelo que, para normalizar o procedimento de recolha da saliva, esta foi efectuada à mesma hora do dia.

Os doentes foram instruídos sobre higiene oral e receberam uma pasta de dentes fluoretada normal e escovas de dentes novas. Os doentes foram instruídos a não comer ou beber e a não fazer exercício físico uma hora antes da recolha de saliva para evitar alterações no ambiente oral e um aumento do fluxo de saliva.[49]

Todos os tratamentos restauradores necessários foram efectuados antes da aplicação dos vernizes para eliminar locais de retenção óbvios (tais como lesões cariosas e obturações defeituosas) e para reduzir o nível de *Streptococcus mutans* na placa bacteriana. Todos os indivíduos foram submetidos a uma profilaxia oral completa antes da aplicação do verniz.[50] No nosso estudo, foi respeitado um período de wash-out de 10 dias, de modo a evitar qualquer influência do material restaurador nos resultados do estudo.

O isolamento completo foi mantido durante a aplicação do verniz, consistente com o estudo in vitro de Koch, que mostrou uma melhor absorção do verniz em superfícies secas do que em superfícies húmidas.[63] O verniz é hidrofóbico e adere tenazmente aos dentes secos e não é afetado pela saliva ou pela água no dente seco.

Após a aplicação do verniz, todos os grupos receberam instruções dietéticas para comer alimentos macios e evitar escovar os dentes durante 12 horas. Este protocolo permitiria um tempo de contacto entre o verniz e os dentes de, pelo menos, 12 horas (de preferência, pelo menos, 10 horas).

Messer sugere que o verniz de clorexidina deve ser utilizado com maior frequência em crianças de alto risco.[64] Para obter um reservatório de clorexidina na superfície dentária, é suficiente uma única aplicação de um verniz altamente concentrado, mesmo com um tempo de contacto reduzido. No entanto, os vernizes com uma concentração baixa, como o Cervitec, requerem uma aplicação repetida e um tempo de permanência mais longo. Estudos demonstraram que os vernizes fluoretados com 4 aplicações por mês reduzem e controlam a atividade da cárie.[65] Assim, no nosso estudo, os vernizes foram aplicados nas superfícies dentárias uma vez por semana e continuamente durante quatro semanas nos respectivos grupos, de acordo com o estudo de Sandham HJ.[18]

No presente estudo foram utilizados o verniz Bifluorid 12 (verniz fluoretado), o verniz Cervitec plus (verniz de clorexidina) e o verniz MI (verniz fluoretado com CPP-ACP).

Os vernizes de flúor foram desenvolvidos pela primeira vez nas décadas de 1960 e 1970 para prolongar o tempo de contacto entre o flúor e o esmalte dentário. O verniz de flúor adere à superfície do dente durante muito tempo e impede a perda imediata de flúor após a aplicação, actuando assim como um reservatório lento de flúor. Por cada 2 iões de flúor, são necessários 10 iões de cálcio e 6 iões de fosfato para formar uma célula unitária de fluorapatite [$Ca_{10}(PO_4)_6F_2$].

$$Ca_{10}(PO_4)_6(OH)_2 + 2F^- \longrightarrow Ca_{10}(PO_4)6F2 + 2OH^-$$

O flúor exerce o seu efeito cariostático através da sua presença nos fluidos orais que envolvem a estrutura dentária. O principal efeito do flúor é retardar a desmineralização e promover a remineralização do esmalte e da dentina através da absorção de cálcio e fosfatos
da saliva. Inibe igualmente o transporte de glicose, o armazenamento de hidratos de carbono e a formação de polissacáridos extracelulares, ao afetar a enzima enolase dos microrganismos.

Estudos demonstraram que o Bifluorid 12 tem um melhor efeito antimicrobiano e inibidor da desmineralização em comparação com outros vernizes fluoretados.[66,67] Para além disso, sabe-se que influencia o metabolismo bacteriano, em particular a produção de ácido e a acidificação.

[5555]No presente estudo, o grupo com verniz fluoretado (grupo I) mostrou uma redução na média de UFCs de *Streptococcus* mutans/ml de saliva de 104,25 X 10 UFC/ml de saliva para 4,0 X 10 UFC/ml de saliva após 1 mês, 23,0 X 10 UFC/ml de saliva após 3 meses e 37,0 X 10 UFC/ml de saliva após 6 meses da aplicação do verniz. (Tabela no. 9 e gráfico no. 3)

Foram registados efeitos adversos dos vernizes com flúor. Em primeiro lugar, dermatite de contacto na mão de uma enfermeira dentária e, em segundo lugar, estomatite num doente. Também foram levantadas preocupações sobre o uso do verniz em crianças asmáticas, que estão incluídas nas bulas dos vernizes, mas até à data não foram relatados efeitos adversos em crianças asmáticas. Nenhum dos efeitos adversos foi observado no presente estudo.

O flúor, que é um dos agentes mais bem sucedidos na prevenção de cáries, tem apenas um efeito antimicrobiano limitado. Algumas *estirpes de estreptococos podem* tornar-se refractárias ao flúor com uma terapia tópica prolongada com flúor. Por conseguinte, é necessário um agente adicional para além do flúor tópico.

A clorexidina (CHX) tem sido estudada há mais de 30 anos como um agente antimicrobiano para o controlo químico da formação da placa bacteriana e a prevenção de cáries. Uma revisão da eficácia *inibidora* dos *estreptococos mutans* da clorexidina mostrou que a redução mais sustentada dos *estreptococos mutans* foi conseguida com o verniz de clorexidina, seguido dos géis e dos elixires bucais.[6] Cervitec plus contém diacetato de clorexidina a 1% e timol a 1%. Estudos demonstraram a sua eficácia na redução dos microrganismos cariogénicos e na prevenção das cáries.[19-21]

O digluconato de clorexidina é uma bis-biguanida com uma estrutura molecular constituída por uma ponte de hexametileno com grupos terminais de 4-clorofenilo. A clorexidina tem um efeito bactericida imediato em concentrações elevadas e um efeito bacteriostático em concentrações mais baixas. A clorexidina é retida na superfície da boca por ligação eletrostática reversível às glicoproteínas. A concentração de clorexidina na boca diminui após o procedimento e as moléculas são libertadas em concentrações bacteriostáticas durante um período prolongado de várias horas. Quantidades mais pequenas, mas significativas, são retidas na placa bacteriana na superfície do dente, interferindo com a adesão bacteriana através da inativação da glucosil transferase e competindo com os iões de cálcio pelos locais de retenção. Em concentrações mais baixas, como na clorexidina a 1% em vernizes, tem propriedades hidrofílico-hidrofóbicas e um efeito bacteriostático que interfere com o transporte membranar, permitindo que as suas moléculas leves penetrem no microrganismo infestado.[27,28]

Dentro do grupo dos *estreptococos, os estreptococos mutans são* os mais sensíveis à clorexidina. Por conseguinte, a clorexidina provoca uma mudança na microflora oral e, consequentemente, a supressão selectiva dos *estreptococos mutans.* Outras espécies tomam o lugar dos *estreptococos mutans* no ecossistema, pelo que uma redução a longo prazo do número de Streptococcus mutans no biofilme conduz a uma redução significativa da incidência de cáries.

O verniz Cervitec contém igualmente 1% de timol. Este provoca principalmente uma libertação lenta de clorexidina, que mantém os níveis óptimos durante um longo período de tempo. O timol tem uma atividade antimicrobiana contra um pequeno número de estirpes bacterianas semelhante à de um gel de clorexidina a 1%.

O efeito de uma nova fórmula de um verniz de clorexidina-timol, o verniz Cervitec Plus, mostrou as suas propriedades de adesão melhoradas ao esmalte, aumentando ainda mais a sua substantividade.

[5555]No nosso estudo, o grupo do verniz de clorexidina (Grupo II) mostrou uma redução drástica na média de UFCs de *Streptococcus* mutans/ml de saliva de 89,71 X 10 UFC/ml de saliva para 2,58 X 10 UFC/ml de saliva ao fim de 1 mês, 5,83 X 10 UFC/ml de saliva ao fim de 3 meses e 10,67 X 10 UFC/ml de saliva ao fim de 6 meses após a aplicação do verniz [Tabela n.º 9 e Gráfico n.º 3].

As desvantagens da clorexidina são a descoloração dos dentes, a dor da mucosa oral, a irritação das gengivas e um sabor desagradável. Há estudos que mostram o desenvolvimento de resistência dos *estreptococos mutans* à clorexidina.[68] A literatura acima mostra os vários efeitos adversos, mas nenhum destes efeitos foi observado no nosso estudo atual.

Convencionalmente, pensava-se que a cárie dentária era uma doença irreversível e a abordagem tradicional ao tratamento da cárie dentária consistia em remover o esmalte ou a dentina afectados pela cárie e substituí-los por um material de restauração. Recentemente, houve uma mudança de paradigma na medicina dentária e foram introduzidos vários tratamentos dentários que visam maximizar a preservação da estrutura dentária e que não são invasivos. Esta abordagem, a Medicina Dentária de Intervenção Mínima (MID), baseia-se na gestão moderna da cárie, que se centra na deteção precoce da cárie e na avaliação do risco, na remineralização do esmalte e da dentina desmineralizados, em medidas óptimas de prevenção da cárie, em procedimentos cirúrgicos minimamente invasivos e na reparação em vez da substituição de restaurações.

Verniz fluoretado, fosfato tricálcico, fosfato dicálcico desidratado, vidro de cálcio e sais de cálcio, fosfato de cálcio amorfo (ACP) e, mais recentemente, fosfopeptídeos de caseína - fosfato de cálcio amorfo (CPP-ACP), fosfopeptídeo de caseína - fosfato de fluoreto de cálcio amorfo (CPP-ACFP) são utilizados para remineralizar os dentes.

Em 1995, os investigadores demonstraram o potencial remineralizante do CPP-ACP em estudos cariogénicos com animais. O CPP-ACP é um produto derivado do leite que reforça e remineraliza a estrutura dentária e possui igualmente propriedades anti-cariogénicas. Os fosfopeptídeos de caseína (CPP) contêm sequências multifosfosseril com a capacidade de estabilizar o fosfato de cálcio em nanocomplexos em soluções como o fosfato de cálcio amorfo (ACP). O CPP liga-se ao ACP e impede a dissolução dos iões de cálcio e fosfato. O CPP-ACP também actua como um reservatório de cálcio e fosfato biodisponíveis e mantém a solução supersaturada, facilitando a remineralização.[46] Além disso, o esmalte remineralizado pelo CPP-ACP é mais resistente às alterações de pH devido à hidroxiapatite com elevada concentração de iões de cálcio e fosfato, tendo-se verificado que é dependente da dose.

O fosfopeptídeo de caseína (CPP) pode fornecer fosfato de cálcio amorfo e também ajudar o ACP a ligar-se ao esmalte. Foi demonstrado que aumenta o teor de fosfato de cálcio na placa bacteriana, inibe a desmineralização do esmalte e promove a remineralização, demonstrando a sua propriedade anti-cariogénica.[44] O fosfopeptídeo de caseína também pode reduzir o número de *S. mutans*, uma vez que tem a capacidade de se integrar na película salivar e, assim, inibir a sua adesão.[43]

O efeito sinérgico do CPP-ACP com o fluoreto resultou numa menor desmineralização e numa maior remineralização, o que é atribuído à formação de fosfato de fluoreto de cálcio amorfo estabilizado com CPP (CPP-ACPF), o que leva a um aumento da concentração de iões de cálcio e fosfato biodisponíveis. Foi demonstrado que o CPP-ACPF tem um melhor potencial inibidor da desmineralização e um efeito anti-cariogénico em comparação com o CPP-ACP ou o flúor isoladamente.[42]

O CPP-ACP com flúor está disponível na forma de pasta, que tem o benefício da remineralização juntamente com as propriedades antimicrobianas do flúor. Embora eficaz, é de curta duração e precisa de ser aplicado regularmente. Por conseguinte, o CPP-ACP com flúor foi introduzido sob a forma de verniz, uma vez que prolonga o tempo de contacto, aderindo mais tempo à superfície do dente, aumentando assim a sua eficácia.

[5555]No nosso estudo, o verniz MI (grupo III) mostrou uma redução drástica na média de UFCs de *Streptococcus* mutans/ml de saliva de 100,25 X 10 UFC/ml de saliva para 4,42 X 10 UFC/ml de saliva após 1 mês, 13,83 X 10 UFC/ml de saliva após 3 meses e 23,33 X 10 UFC/ml de saliva após 6 meses após a aplicação do verniz. [Tabela No.9 e Gráfico No.3]

No estudo, a análise dentro do grupo em diferentes intervalos de tempo revelou que existiam diferenças significativas nos níveis de UFC de *S. mutans* entre os diferentes intervalos de tempo nos três grupos, com a maior redução observada no grupo da clorexidina na linha de base para um mês, com uma diferença média de 87,13 + 14,42 x105 UFC/mL de saliva. [16](Tabela nº 10 e Gráfico nº 4) Os resultados estão de acordo com o estudo de Twetman S e Peterson LG, no qual foi observada uma redução drástica de UFC de *S. mutans* na saliva no intervalo de um mês, seguida de uma ligeira redução no intervalo de três meses. [1749]Foram observados resultados semelhantes num estudo clínico realizado por Sandham HJ , Paul S. . Este efeito a curto prazo deve-se à libertação da substância ativa para o ambiente num período de tempo relativamente curto. O efeito inicial deve-se ao fenómeno conhecido como "efeito de explosão".

Ao comparar a contagem de colónias de *S.* mutans entre os grupos em diferentes intervalos de tempo, verificou-se que não existiam resultados estatisticamente significativos entre os três grupos no início. Após um mês, foi encontrado um resultado estatisticamente significativo entre o grupo do verniz de clorexidina e o grupo do verniz MI, mas não foi encontrado qualquer resultado significativo entre os outros grupos, demonstrando a maior eficácia antimicrobiana do verniz de clorexidina em comparação com o verniz MI.Foram encontrados resultados significativos entre os três grupos aos 3 e 6 meses, com o verniz de clorexidina a apresentar a eficácia mais elevada, seguido do verniz MI, e o grupo do verniz de flúor a apresentar a eficácia mais baixa, o que poderá dever-se à propriedade de substantividade do grupo da clorexidina. [26]Uma conclusão semelhante foi alcançada por Ekenbach SB, que comparou o efeito dos vernizes de clorexidina e de flúor em superfícies radiculares saudáveis expostas e concluiu que o tratamento com o verniz Cervitec foi eficaz até 6 meses em comparação com o verniz de flúor. [69]Foram encontrados resultados semelhantes num estudo clínico realizado por Joharji RM e Sandham HJ.[17]

A razão para isto pode dever-se ao efeito anticariogénico aditivo do CPP-ACP e do flúor devido à localização do ACPF na superfície do dente pelo CPP, que efetivamente colocaliza o cálcio, o fosfato e o flúor, formando um reservatório para uma libertação lenta e prolongada de iões ao longo do tempo, tal como verificado no nosso estudo. Duraisamy V. realizou um estudo para determinar o potencial inibidor da desmineralização do verniz fluoretado e do CPP-ACP. Também avaliaram o efeito aditivo do verniz fluoretado e do CPP-ACP. [42]O estudo provou que o verniz de flúor e o CPP-ACP têm um efeito remineralizante, mas o uso aditivo do verniz de flúor e do CPP-ACP foi superior ao uso de flúor ou CPP-ACP isoladamente. Este facto é consistente com o nosso estudo, que encontrou resultados semelhantes demonstrando o efeito sinérgico do verniz fluoretado com o CPP-ACP no grupo III. Por conseguinte, pode concluir-se que o CPP-ACP em combinação com o flúor tem um efeito inibidor de cáries significativo.

O verniz de clorexidina mostrou melhor eficácia em todos os intervalos de tempo. No entanto, devido aos seus efeitos secundários, a procura de um novo material continua. O novo produto verniz MI contendo fluoreto com CPP-ACP provou ser eficaz devido à sua eficácia antimicrobiana juntamente com a propriedade aditiva de remineralização, mas os resultados no intervalo de 6 meses foram inferiores em comparação com o grupo Cervitec. (Tabela n.º 11, 12, 13, 14)

Após 6 meses, não encontrámos novas lesões de cárie de acordo com os critérios da OMS (**Anexo VII**) nos três grupos de estudo, o que prova que os três vernizes foram eficazes na prevenção de cáries.Embora o nosso estudo tenha demonstrado que o verniz de clorexidina foi melhor do que o verniz de MI e o verniz de flúor ao fim de 1 mês, 3 meses e 6 meses, algumas das limitações do nosso estudo são a pequena dimensão da amostra e o curto período de seguimento. Além disso, apenas foram incluídas crianças do distrito de Belagavi. Por conseguinte, deve ser abrangida uma área geográfica maior para fundamentar os resultados do presente estudo.No nosso país, a maioria das pessoas vive nas zonas rurais da Índia. As pessoas que vivem nas zonas rurais enfrentam uma série de barreiras estruturais quando procuram cuidados dentários. Em consequência, os dentes ficam muitas vezes por tratar. Por conseguinte, a prevenção das doenças dentárias desempenha um papel importante. Um dos planos do dentista é disponibilizar estas instalações preventivas em todos os estados do nosso país. Uma vez que estão facilmente disponíveis e não são complicados de utilizar, podemos prevenir e interromper a progressão do processo de cárie dentária. Uma vez que a cárie dentária ocorre numa idade precoce, as crianças em idade escolar têm de ser visadas e a utilização de terapias preventivas, como os vernizes, tem de ocorrer o mais cedo possível para evitar danos irreparáveis nos tecidos dentários. Como diz o ditado: *"Mais vale prevenir do que remediar".*O nosso estudo prova, assim, que os três vernizes têm um bom potencial para inibir a desmineralização causada pela microflora da cavidade oral, especialmente pelo *Streptococcus mutans*. O verniz de clorexidina mostrou um melhor resultado em comparação com o verniz de flúor e o verniz de flúor com CPP-ACP.

Por conseguinte, o dentista deve recomendar a utilização de verniz de clorexidina para prevenir as cáries e promover uma boa saúde e higiene oral.

CONCLUSÃO

A cárie dentária é uma doença multifatorial em que as bactérias formadoras de ácido são um dos principais factores. *O Streptococcus mutans é* um micro-organismo pioneiro que forma o ambiente cariogénico na cavidade oral e é, por isso, considerado uma das principais causas de cárie.

A prevenção da cárie dentária através da redução do número de bactérias desempenha um dos papéis mais importantes. Os vernizes dentários provaram ser os mais eficazes, uma vez que aderem à estrutura dentária e podem suprimir a carga bacteriana durante um período de tempo mais longo.

Este estudo permite tirar as seguintes conclusões:

1. Os três vernizes, ou seja, o verniz de flúor, o verniz de clorexidina e o verniz MI, mostraram eficácia antibacteriana contra *S. mutans* na saliva em intervalos de 1 mês, 3 meses e 6 meses.
2. Entre os três vernizes, o verniz de clorexidina mostrou uma redução máxima de *S. mutans* na saliva em comparação com o verniz de MI e o verniz de flúor em intervalos de 1 mês, 3 meses e 6 meses, respetivamente.

A conclusão retirada do presente estudo precisa de ser implementada com uma amostra maior e um acompanhamento a longo prazo, de modo a implementar a prevenção de cáries em crianças a nível nacional.

RESUMO

O presente estudo foi realizado em setenta e duas crianças com dentição mista para avaliar e comparar a eficácia do verniz de flúor, do verniz de clorexidina e do verniz de flúor com fosfopeptídeo de caseína no número de *Streptococcus mutans* na saliva. Foram seleccionadas 72 de cento e vinte crianças saudáveis de acordo com os critérios de inclusão. Os dados de base foram recolhidos no início do estudo e foi administrado o tratamento necessário. Foram recolhidas amostras de saliva não estimuladas utilizando o método de sucção e foi efectuada a avaliação microbiana da contagem de *Streptococcus mutans*.

Foram seleccionadas 72 crianças com idades compreendidas entre os 6 e os 12 anos, com dentição mista, e divididas aleatoriamente em três grupos: Grupo I - grupo do verniz fluoretado; Grupo II - grupo do verniz de clorexidina; Grupo III - grupo do verniz fluoretado com CPP-ACP.

Após uma profilaxia oral completa, as crianças dos respectivos grupos receberam verniz uma vez por semana durante um período de quatro semanas. Após a aplicação dos vernizes, foram novamente recolhidas amostras de saliva em intervalos de 1 mês, 3 meses e 6 meses. Os valores das unidades formadoras de colónias de *Streptococcus* mutans/ml de saliva foram anotados e tabulados em cada intervalo do estudo. As crianças foram chamadas de novo ao fim de 1 mês, 3 meses e 6 meses para exame clínico e recolha de amostras de saliva para exame microbiológico.

Os resultados mostraram que todos os três grupos tiveram um efeito inibitório sobre *S. mutans*. No entanto, a eficácia do verniz de clorexidina mostrou uma inibição estatisticamente mais significativa de *S. mutans durante* um período de 6 meses em comparação com o verniz MI e o verniz de flúor.

BIBLIOGRAFIA

1. Gupta A, Marya CM, Dahiya V, Bhatia HP, Dhingra S. Prevenir a cárie dentária em crianças: cenário indiano. Kathmandu Univ Med J 2012;37(1):77-82.
2. Khalaf K. Factores que afectam o desenvolvimento, a gravidade e a localização das lesões de manchas brancas durante o tratamento ortodôntico com aparelhos fixos. J Oral Maxillofac Res. 2014;5(1):1-10.
3. Zickert I, Emilson CG, Krasse B. Effect of caries preventive measures in children highly infected with the bacterium *Streptococcus mutans*. Arch Oral Biol. 1982;27(10):861-868.
4. Zickert I, Emilson CG, Krasse B. Correlação do grau e duração da infeção por *Streptococcus* mutans com a ocorrência de cárie dentária. Infect Immun. 1983;39(2):982- 985.
5. Kulkarni VV, Damle S.G. Comparative evaluation of the efficacy of sodium fluoride, chlorhexidine and triclosan mouthrinses in reducing mutans streptococci counts in saliva. Um estudo in vivo. J Indian Soc Pedo Prev Dent 2003;21(3):98-104.
6. Seppa L, Tuutti H, Luoma H. Relatório de três anos sobre a prevenção de cáries com vernizes de flúor em crianças propensas a cáries numa comunidade com água fluoretada. Eur J Oral Sci.1982;90(2):89-94.
7. Splieth C, Steffen H, Rosin M, Welk A. Prevenção de cáries com verniz de clorhexidina-timol em crianças em idade escolar de alto risco. Scand J Dent Res.2000;28(6):419-423.
8. Ogaard B, Seppa L, Rolla G. Aplicações tópicas profissionais de flúor - Eficácia clínica e mecanismo de ação. Adv Dent Res.1994;8(2):190-201.
9. Emilson CG. Potencial eficácia da clorexidina contra estreptococos mutans e cárie dentária humana. J Dent Res 1994; 73(3):682-691.
10. Ambarkova V, Gorseta K, Jankolovska M, Glavina D, Skrinjaric I. Efeito de géis e vernizes fluoretados versus complexo CPP-ACP na desmineralização/remineralização do esmalte humano. Ata Stomatol Croat. 2013;47(2):99-110.
11. Loe H, Rindom Schiott C. O efeito dos elixires bucais e da aplicação tópica de clorhexidina no desenvolvimento da placa dentária e da gengivite no homem. J Periodont Res 1970;5:79-83.
12. Russell AD. Chlorhexidine: atividade antibacteriana e resistência bacteriana. J Infection. 1986;14(5):212-215.
13. Walsh LJ, Brostek AM. Princípios e objectivos da medicina dentária minimamente invasiva. Aust Dent J.. 2013;58(Suppl 1):3-16.
14. Farooq I, Moheet IA, Imran Z, Farooq U. Uma revisão de um novo material preventivo de cáries dentárias: complexo de fosfopeptídeo de caseína fosfato de cálcio amorfo (CPP-ACP). Jornal de Ciências Dentárias da Universidade Rei Saud. 2013;4(2):47-51.
15. Bailey DL, Adams GG, Tsao CE, Hyslop A, Escobar K, Manton DJ, et al. Regressão de lesões pós-ortodônticas por um creme remineralizante. J Dent Res. 2009;88(12):1148-1153.
16. Twetman S, Petersson LG. Efeito de diferentes vernizes de clorhexidina nos níveis de *estreptococos mutans* na placa interdental e na saliva. Caries Res 1997;31:189-93.
17. Sandham HJ, Nadeau L, Phillips HI. O efeito do tratamento com verniz de

clorexidina
sobre o nível de estreptococos mutans na saliva de pacientes ortodônticos. J Dent Res 1992;71(1):32-35.

18. Sandham HJ, Brown J, Chan KH, Phillips HI, Burgess RC, Stokl AJ. Ensaios clínicos de um verniz antimicrobiano para reduzir os *estreptococos mutans* em adultos. J Dent Res 1991; 70(11):1401-1408.

19. Baca P, Munoz MJ, Bravo M, Junco P, Baca AP. Eficácia do verniz de clorexidina-timol na redução de cáries nos primeiros molares permanentes de crianças de 6-7 anos de idade: estudo clínico durante 24 meses. Community Dent Oral Epidemiol 2002;30:363- 368.

20. Sajjan PG, Nagesh L, Sajjanar M, Reddy SKK, Venkresh UG. Avaliação comparativa do verniz de clorexidina e do verniz de flúor no número de *Streptococcus mutans na* placa bacteriana - um estudo in vivo. Int J Dent Hygiene 2013;11:1-7.

21. Fennis-le YL, Verdonschot EH, Burgersdijk RCW, Konig KG, Van't Hof Trikon MA. Efeito de 6 aplicações mensais de verniz de clorhexidina na incidência de cáries oclusais em molares permanentes: um estudo de 3 anos. J Dent 1998; 26(3): 233-238.

22. Schaeken MJM, Van der Hoeven JS, Hendriks JCM. Efeitos dos vernizes contendo clorexidina na flora da placa dentária humana. J Dent Res 1989; 68(12):1786- 1789.

23. Zhang QH, Mulder J, Truin GJ, Van Palenstein Helderman WH. Efeito de um verniz de clorexidina a 40% no número de *estreptococos mutans* em fossas e fissuras de primeiros molares permanentes. J Dent 2007;35:588-592.

24. Cosyn J, Wyn I, De Rouck T, Collys K, Bottenberg P, Matthijs S, Moradi SM. Eficácia anti-placa a curto prazo de dois vernizes de clorhexidina. J Clin Periodontol 2005;32:899-904.

25 Twetman S, Petersson LG Incidência e progressão de cáries interdentais em relação a sobre a supressão de *estreptococos mutans* após tratamentos com verniz de clorexidina-timol em crianças em idade escolar Ata Odontol Scand 1999;57:144-148

26. Ekenback SB, Linder LE, Lonnies H Efeito de quatro vernizes dentários na colonização de bactérias cariogénicas em superfícies radiculares saudáveis expostas Caries Res 2000;34:70-74

27. . Zhang Q, Van Palenstein-Helderman WH, Van't Hof MA, Truin GJ. Verniz de clorexidina para a prevenção de cáries dentárias em crianças, adolescentes e jovens adultos: uma revisão sistemática Eur J Oral Sci 2006;114:449-455

28. Matthijs S, Adriaens PA Vernizes de clorexidina: uma visão geral J Clin Periodontol 2002;29:1-8

29. Twetman S, Petersson LG, Pakhomov N Incidência de cáries associada a *estreptococos mutans* na saliva e aplicações de verniz fluoretado em crianças em idade pré-escolar de zonas com baixo e ótimo teor de flúor Caries Res 1996;30:347-353

30. Jeevarathan J, Deepti A, Muthu MS, Ratna Prabhu V, Chamundeeswari GS Efeito do verniz fluoretado na contagem de Streptococcus mutans na placa bacteriana de crianças sem cáries utilizando o teste dentocult SM-streak mutans: um estudo aleatório controlado e triplamente cego J Indian Soc Pedod Prevent Dent 2007;25(4):157-63

31. Chau NPT, Pandit S, Jung JE, Jeon JG Avaliação da adesão de *Streptococcus mutans* a vernizes fluoretados e subsequentes alterações na acumulação de biofilme e na acidogenicidade J Dent 2014;42:726-734

32. Weintraub JA, Ramos-Gomez F, Jue B, Shain S, Hoover CI, Featherstone JDB, et al.

Eficácia dos vernizes de flúor na prevenção de cáries na primeira infância J Dent Res 2006;85(2):172-176

33. Yoshihara A, Sakuma S, Kobayashi S, Miyazaki H. Efeito antimicrobiano do flúor Enxaguamento bucal para *estreptococos mutans* e *lactobacilos* na saliva. Pediatr Dent 2001;23:113-117.

34. Erdem AP, Sepet E, Kulekci G, Trosola SC, Guven Y. Efeitos de dois vernizes de flúor e um verniz de flúor/clorexidina na formação de biofilme de *streptococcus mutans* e *streptococcus sobrinus* in vitro. Int J Med Sci 2012;9(2):129-36.

35. Beltran-Aguilar ED, Goldstein JW, Lockwood SA. Fluoride varnishes: a review of their clinical use, cariostatic mechanism, efficacy, and safety. J Am Dent Assoc 2000;131(5):589-596.

36. Seppa L. Vernizes de flúor na prevenção de cáries. Med Princ Pract. 2004;13(6):307-311.

37. Pithon MM, dos Santos MJ, Andrade CS, Leao Filho JC, Braz AK, de Araujo RE, et al. Eficácia do verniz com CPP-ACP na prevenção de lesões de cárie ao redor de braquetes ortodônticos: uma avaliação com OCT. Eur J Orthod. 2014; 1-6, doi 10.1093/ejo/cju031.

38. Kumar VLN, Itthagarun A, King NM. O efeito do fosfopeptídeo de caseína e do fosfato de cálcio amorfo na remineralização de lesões artificiais semelhantes a cáries: um estudo in vitro. Aust Dent J. 2008;53(1):34-40.

39. Rahiotis C, Vougiouklakis G, Eliades G. Caracterização de películas orais formadas na presença de um agente CPP-ACP: um estudo in situ. J Dent. 2008;36(2):272-280.

40. Rahiotis C, Vougiouklakis G. Efeito de um agente CPP-ACP na desmineralização e remineralização da dentina in vitro. J Dent. 2007;35(8):695-698.

41. Jayarajan J, Janardhanam P, Jayakumar P. Eficácia do CPP-ACP e do CPP-ACPF na remineralização do esmalte - um estudo in vitro utilizando o microscópio eletrónico de varrimento e o DIAGNOdent. Revista indiana de investigação dentária. 2011;22(1):77-82.

42. Duraisamy V, Xavier A, Nayak UA, Reddy V, Rao AP. Uma avaliação in vitro do efeito inibidor da desmineralização do verniz F e do fosfopeptídeo de caseína fosfato de cálcio amorfo no esmalte de dentes permanentes jovens. J Pharm Bioallied Sci. 2015;7(2):s513-515.

43. Schupbach P, Neeser JR, Golliard M, Rouvet M, Guggenheim B. A incorporação de caseinoglicomacropeptídeo e caseinofosfopeptídeo na película salivar inibe a aderência de *estreptococos mutans*. J Dent Res. 1996;75(10):1779-1788.

44. Rose RK. Efeitos de um fosfopeptídeo de caseína anticariogénico na difusão de cálcio em placas dentárias de modelo estreptocócico. Arch Oral Biol. 2000;45:569-575.

45. Nongonierma AB, Fitzgerald RJ. Propriedades biofuncionais dos caseinofosfopeptídeos na cavidade oral. Caries Res 2012;46:234-267.

46. Reynolds EC. Complexos anticariogénicos de fosfato de cálcio amorfo estabilizados por fosfopeptídeos de caseína: uma revisão. Spec Care Dentistry. 1998;18(1):8-16.

47. Cantor AB. Cálculo do tamanho da amostra para o Kappa de Cohen. Psychol Methods 1996;1(2):150-153.

48. Organização Mundial de Saúde. Inquérito de saúde oral: métodos básicos. 4ª edição. Genebra: Organização Mundial de Saúde, 1997.

49. Paul S, Baranya Shrikrishna SB, Suman E, Shenoy R, Rao A. Effect of fluoride varnish and chlorhexidine-thymol varnish on *mutans streptococci* levels in human dental plaque: a double-blinded randomised controlled trial. Int J Paediatr Dent.

2014;24(6):399-408.
50. Paes Leme AF, Dalcico R, Tabchoury CPM, Del Bel Cury AA, Rosalen PL, Cury JA. Efeito in situ da exposição frequente à sacarose na desmineralização do esmalte e na composição da placa bacteriana após a aplicação de APF e pasta dentífrica F. J Dent Res.2004;83(1):71-75.
51. Dawes C. Circadian rhythmics in human salivary flow rate and composition (Ritmos circadianos no caudal e composição salivar humana). The J Physiol. 1972;220(3):529-545.
52. Navazesh M. Methods for saliva collection. Ann N Y Acad Sci. 1993;694(1):72- 77.
53. Rundell BB, Thomson LA, Loesche WJ, Stiles HM. Avaliação de um novo meio de transporte para a preservação de estreptococos orais. Arch Oral Biol 1973; 18: 871-878.
54. Assaf AV, de castro Meneghim C, Zanin L, Tengan C, Pereria AC. Impacto de diferentes limiares de diagnóstico na calibração da cárie dentária - uma avaliação de 12 meses. Community Dent Oral Epidemiol 2006;34:213-219.
55. Larsen MJ. A dissolução do esmalte dentário. Scand J Dental Research 1973;81:518-522.
56. JDB Featherstone. Desafios na administração de flúor, clorexidina e xilitol. BMC Oral Health 2006; 6(suppl 1):s1-s8.
57. Autio-Gold JT, Courts F. Assessment the effect of fluoride varnish on early enamel carious lesions in the primary dentition. J Am Dent Assoc. 2001;132(9): 1247-1253.
58. Longbottom C, Ekstrand K, Zero D, Kambara M. Novas opções de tratamento preventivo. Journal of Detection, Assessment, Diagnosis and Monitoring of Caries 2009;21:156-163.
59. Caufield PW, Griffen AL. Cárie dentária: uma doença infecciosa e transmissível.
60. Shapira J, Berenstein-Ajzman G, Engelhard D, Cahan S, Kalickman I, Barak V. Os níveis de citocinas no fluido crevicular gengival dos dentes decíduos em erupção estão correlacionados com distúrbios sistémicos que acompanham a dentição. Pediatr Dent. 2003;25(5):441-448.
61. Yucel-Lindberg T, Twetman S, Skold-Larsson K, Modeer T. Effect of an antibacterial dental varnish on the levels of prostanoids, leukotriene B4 and interleukin-1 P in gingival cancer fluid. Ata Odontol Scand. 1999;57(1): 23-27.
62. Fontana M, Zero DT. Avaliação do risco de cárie dos pacientes. J Am Dent Assoc. 2006;137(9):1231-1239.
63. Koch G, Hakeberg M, Petersson LG. Absorção de flúor em superfícies de esmalte humano secas ou humedecidas com água e saliva in vitro após aplicação tópica de um verniz contendo flúor (Duraphat). Swed Dent J. 1988;12(6):221-225.
64. Messer LB. Avaliação do risco de cárie em crianças. Aust Dent J. 2000;45(1):10-16.
65. Ferreira JMS, Aragao AK, Rosa AD, Sampaio FC, Menezes VA. Efeito terapêutico de dois vernizes fluoretados na doença da mancha branca: um ensaio clínico randomizado. Braz Oral Res. 2009;23(4):446-451.
66. Rai B, Jain R, Kharb S, Anand SC. Evaluation of the antimicrobial and demineralisation inhibitory effects of Fluoritop-SR and Bifluoride-12- An in vitro study. J Conserv Dent. 2006;9(4):131-133.
67. Puvvula N, Pathuri S, Priya CP, Prakash AS. Comparação do efeito do flúor verniz, compósito com libertação de flúor e compósito caseína-fosfopeptídeo-amorfo Fluoreto de fosfato de cálcio na desmineralização à volta dos brackets: um estudo in vivo. O Jornal da Sociedade Indiana de Ortodontia. 2014;48(2):105.

68. Kulik EM, Waltimo T, Weiger R, Schweizer I, Lenkeit K, Filipuzzi-Jenny E, et al. Desenvolvimento de resistência de *estreptococos mutans* e *Porphyromonas gingivalis* a colutórios contendo digluconato de clorexidina e fluoreto de amina/fluoreto de estanho, in vitro. Clin Oral Investig. 2015;19(6):1547-1553.
69. Joharji RM, Adenubi JO. Prevenção de cáries de fossas e fissuras com um verniz antimicrobiano: avaliação clínica de 9 meses. J Dent. 2001;29(4):247-254.

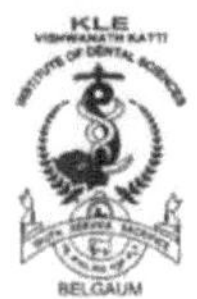

Research and Ethical Committee
K.L.E. University's
V.K. NSTITUTE OF DENTAL SCIENCES
Nehru Nagar, Belgaum - 590 010. Karnataka State

902

CERTIFICATE

This is to Certify that the synopsis titled

AN IN VIVO COMPARATIVE EVALUATION OF THREE VARNISHES ON SALIVARY STREPTOCOCCUS MUTANS COUNTS IN CHILDREN WITH MIXED DENTITION : A 6 MONTH FOLLOW UP STUDY *submitted by*

Dr. PUNIT M. PATEL *P. G. Student/*

Staff, Department of PEDODONTICS & PREVENTIVE DENTISTRY

has been critically evaluated and has been granted ethical clearance to continue / publish the above mentioned study.

Date : 3 0 OCT 2014

PRINCIPAL
K.L.E. V.K.
Institute of Dental sciences
Belgaum

Chairman
Research and Ethical Committee
KLE VK Institute of Dental Sciences
Belgaum

CO - ORDINATOR
Research Ethical Committee
K.L.E. V.K. Institute of Dental sciences,
Belgaum

K.L.E.S.V.K. Institute of Dental Sciences

Department of Pedodontics and Preventive Dentistry

Date -

"An In Vivo Comparative Evaluation Of The Three Varnishes On Salivary *Streptococcus Mutans* Counts In Children With Mixed Dentition: A 6 Month Follow Up Study."

I, the undersigned, authorize the performance upon my son/ daughter, Mst. / Miss
.... the advised treatment to be performed under the direction of
Dr: .... and by Dr.: ....

I consent to the administration of anesthetics as may be considered necessary or advisable by the doctor responsible for this service,

I consent to the photographing or video recording of the operation or procedures to be performed including appropriate portions of my child's body, for medical, scientific or educational purposes provided his/ her identity is not revealed by the pictures or by the descriptive texts accompanying them.

For the purpose of advancing dental education I consent to the admittance of observers to the operating room.

I give my consent to publications and presentations of this study.

The nature and purpose of the operation, possible alternative methods of treatment, the risk involved and the possibility of complications have been fully explained to me in my vernacular language. No guarantee or assurance has been given by anyone as to the results that may be obtained.

(Relation to the patient)   (Signature)

ANEXO II b

DECLARAÇÃO DE CONSENTIMENTO (KANNADA)

ಸಮ್ಮತಿ ಪತ್ರ

ಕೆ. ಎಲ್. ಇ. ವಿ. ಕೆ. ದಂತ ಮಹಾವಿದ್ಯಾಲಯ, ಬೆಳಗಾವಿ–10

An In Vivo Comparative Evaluation Of The Three Varnishes On Salivary *Streptococcus Mutans* Counts In Children With Mixed Dentition: A 6 Month Follow Up Study.

ನಾನು ಶ್ರೀ / ಶ್ರೀಮತಿ -------------------------------------- ಎಳ್ಳ ಮಾಡಿತವನ್ನ ಪಡೆದುಕೊಂಡಿದ್ದೇನೆ ಮತ್ತು ನನ್ನ ಮಗ / ಮಗಳು -------------------------------------- ನನ್ನನ್ನ -------------------- ಈ ಸಂಶೋಧನೆಯಲ್ಲಿ ಭಾಗವಹಿಸಲು ಅನುಮತಿಯನ್ನ ನೀಡ ಸಹಕರಿಸುತ್ತೇನೆ.

1. ನನ್ನ ಮಗ / ಮಗಳ ಬಗ್ಗೆ ಎಲ್ಲಾ ಮಾಡಿತ – ಹೆಸರು, ವಿಳಾಸ, ಅಂಡೀಕೃತ ಬಗ್ಗೆ ಮಾಡಿತ ಕೊಡಲು ಒಪ್ಪಿದ್ದೇನೆ.
2. ನನ್ನ ಮಗ / ಮಗಳ ಬಾಯಿಯ ತಪಾಸಣೆ, ಚಿಕಿತ್ಸೆ ಮಾಡಲು ಸಹಕರಿಸುತ್ತೇನೆ.
3. ನಾನು ತಜ್ಞರು ಕೊಟ್ಟಿರುವ ಸೂಚನೆಗಳನ್ನ ಪಾಲಿಸುತ್ತೇನೆ.
4. ಈ ಸಂಶೋಧನೆಯ ಎಲ್ಲಾ ಮಾಡಿತವನ್ನ ಪ್ರಶ್ನೆಗಳು ಅನುಮತಿಯನ್ನ ಕೊಡುವೆನ್ನೇನೆ.
5. ನನ್ನ ಮಗ / ಮಗಳು ಭಾಗವಹಿಸಿದ್ದಕ್ಕೆ ಪ್ರತಿಯಾಗಿ ಎದು ಕೇಳುವುದಿಲ್ಲ.
6. ಎಣಾವಹ ತೊಂದರೆಯಾದಲ್ಲಿ ತಜ್ಞರ ಎಲ್ಲಾ ಜವಾಬ್ದಾರಿಯನ್ನ ಹೊಗೆಮಾಕೊಳ್ಳತ್ತಾರೆ.
7. ಯಾವುದೇ ಕಾರಣಕ್ಕಾಗಿ ನನ್ನ ಮಗ / ಮಗಳ ಭಾಗವಹಿಸಿದ್ದಲ್ಲಿ ಒಂಶೆಗೆಮಾಕೊಳ್ಳುಮಯ.
8. ಎಲ್ಲಾ ಮಾಡಿತವನ್ನ ಗುಪ್ತವಾಗಿಡಲಾಗುವುದು.
9. ಈ ಸಂಶೋಧನೆಯಲ್ಲಿ ಭಾಗವಹಿಸುವುದರಿಂದ ಯಾವುದೇ ಹಾನಿ ಅಪಾಯ ಇಲ್ಲ.
10. ಬೇಗ ಚಿಕಿತ್ಸೆ ಬಗ್ಗೆ ಎಲ್ಲಾ ಮಾಡಿತವನ್ನ ಕೊಡಲಾಗುವುದು.
11. ಸಂಶೋಧನೆಯ ಎಲ್ಲಾ ವೆಚ್ಚವನ್ನ ತಜ್ಞರು ನಸಿಗುತ್ತಾರೆ.

ನಾನು ಮೇಲೆ ತಿಳಿಸಿದ ಎಲ್ಲ ವಿಚಾರವನ್ನ ಓದಿದ್ದೇನೆ ಮತ್ತು ತಜ್ಞರ ಹೇಳಿದ್ದನ್ನ ಅರ್ಥಮಾಡಿಕೊಂಡು ಸಹಿ ಮಾಡಿದ್ದೇನೆ.

ದಂತ ವೈದ್ಯರ ಹೆಸರು: **Dr. Punit Patel**

ವಿಳಾಸ: ಕೆ. ಎಲ್. ಇ. ವಿ. ಕೆ. ದಂತ ಮಹಾವಿದ್ಯಾಲಯ,
ಬೆಳಗಾವಿ–10

ಪಾಲಕರ ಹೆಸರು:   ಪಾಲಕರ ಸಹಿ

ಸಾಕ್ಷಿ ಹೆಸರು:   ಸಾಕ್ಷಿ ಸಹಿ

ದಿನಾಂಕ: ಊರು:

DEPT.OF PEDIATRIC AND PREVENTIVE DENTISTRY

K.L.E.V.K. INSTITUTE OF DENTAL SCIENCES.

BELAGAVI.

My name is Dr. Punit. I am a dentist. I am doing a study to learn about the germs in your teeth and how to destroy them. I will be applying a paint on your teeth and will tell u to spit so that I can examine for germ levels. The entire procedure is totally painless and will not cause any harm to you.

You can ask questions at any time that you might have about this study. Also, if you decide at any time not to finish, you may stop whenever you want. Signing this paper means that you have read this or had it read to you and that you want to be in the study. If you don't want to be in the study, don't sign the paper. Your parent(s) know that I am asking you to do these things. Remember, being in the study is up to you, and no one will be angry if you don't sign this paper or even if you change your mind later.

Signature of participant _______________________ Date _____________

Signature of investigator _______________________ Date _____________

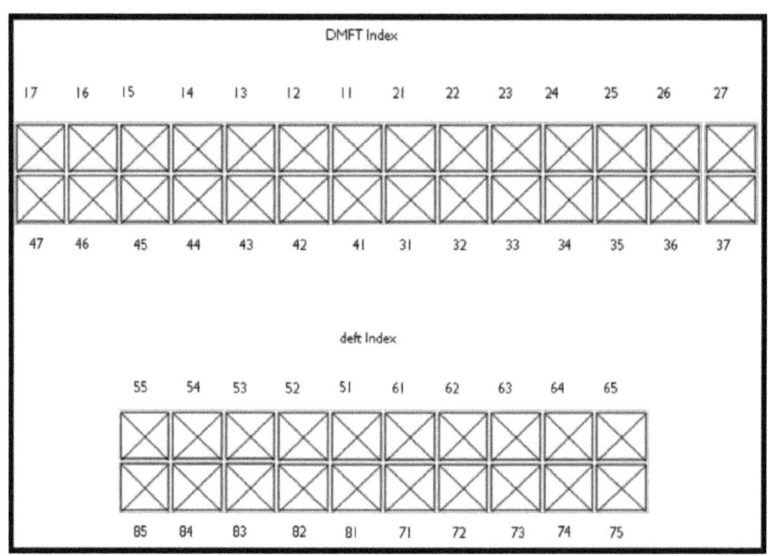

__MASTER CHART__

Sr.No	OPD No.	Test Material	Age	Sex	DMFT	SALIVARY COLLECTION				WHO-IL Code
						Baseline	1 month	3 months	6 months	

<u>ANNEXURE V</u>

Preparation of Reduced Transport Fluid (RTF) [53]:

Solution 1: 0.6% K_2HPO_4

Solution 2: 1.2% NaCl

       1.2% $(NH_4)_2SO_4$

       0.6% KH_2PO_4

       0.25% $MgSO_4$

Solution 3: 0.1M Na EDTA

Solution 4: 1% dithiothreitol- stored at $10^{\circ}C$

75ml of solution 1 + 75ml solution 2 + 10ml solution 3 + 20ml solution 4

This will be diluted to 1 litre with distilled water, filter sterilized using a membrane filter (0.22 microns) and stored at $10^{\circ}C$ until used.

<h1 align="center"><u>ANNEXURE VI</u></h1>

1. **Composition of Fluoride Varnish (Bifluorid 12 varnish): [LOT 1436475]**

   - Sodium fluoride 6.0% w/w

   - Calcium fluoride 6.0% w/w

2. **Composition of Chlorhexidine varnish (Cervitec plus varnish):**

   [LOT R10150]

   - Chlorhexidine diacetate 10% w/w

   - Thymol 10% w/w

   - Vinyl acetate co-polymer and acrylate co-polymer 80% w/w

3. **Composition of Fluoride varnish with CPP-ACP (MI varnish):**

   [LOT 1310022]

   - Sodium fluoride 5% w/w

   - Casein Phosphopeptide-amorphous calcium phosphate 2% w/w.

<u>**ANEXO VII:**</u> **LESÃO DE CÁRIE INICIAL - CÓDIGOS WHO-IL**

RECORDING FOR INITIAL CARIES LESION - WHO-IL CODES [54]		
PRIMARY	PERMANENT	CRITERIA
A	0	SOUND EXCLUDING W (WHITE SPOT)
W	WP	W (ACTIVE WHITE SPOT/ SURFACE DISCONTINUITY IN ENAMEL ONLY)
B	1	DECAYED WITHOUT W(CHRONIC LESION)
BW	1W	DECAYED WITH W (ACTIVE LESION)
C	2	FILLED WITH DECAY (CHRONIC LESION)
CW	2W	FILLED WITH W + DECAY (ACTIVE LESION)
D	3	FILLED, NO DECAY
DW	3W	FILLED, WITH W
4	4	MISSING, AS A RESULT OF CARIES
5	5	MISSING, ANY OTHER REASON
F	6	FISSURE SEALANT
FW	6W	FISSURE SEALANT WITH W
7	7	BRIDGE ABUTMENT, SPECIAL CROWN OR VENEER / IMPLANT
	8	UNERUPTED TOOTH
T	T	TRAUMA (FRACTURE)
	9	NOT RECORDED

Índice

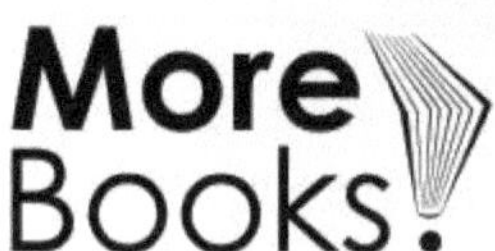

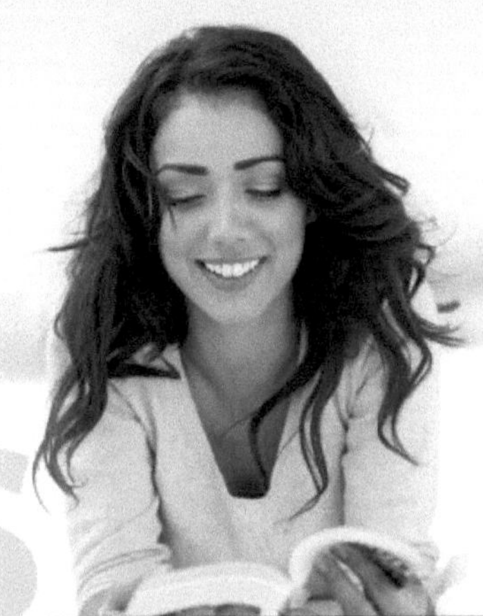

I want morebooks!

Buy your books fast and straightforward online - at one of world's fastest growing online book stores! Environmentally sound due to Print-on-Demand technologies.

Buy your books online at
www.morebooks.shop

Compre os seus livros mais rápido e diretamente na internet, em uma das livrarias on-line com o maior crescimento no mundo! Produção que protege o meio ambiente através das tecnologias de impressão sob demanda.

Compre os seus livros on-line em
www.morebooks.shop

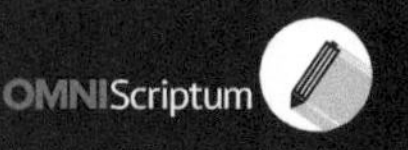

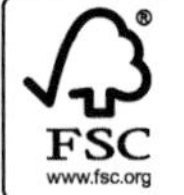

Printed by Books on Demand GmbH, Norderstedt / Germany